L. DARTIGUE[S]
Médecin Chef et Chirurgien de la M[ission]

LA MISSION SANITAIRE CHIRURGICALE FRANÇAISE DU CAUCASE

1er JUILLET 1917 — 15 JUILLET 1918.

45 FIGURES ORIGINALES

A. MALOINE & FILS, Éditeurs
27 — Rue de l'École-de-Médecine — 27
PARIS 1919

LA MISSION CHIRURGICALE FRANÇAISE

DU

CAUCASE

OUVRAGES A PARAITRE PROCHAINEMENT
DU MÊME AUTEUR

Lettres Caucasiennes : Les Français au Caucase pendant la guerre.

Les Hôpitaux et la Médecine à Tiflis en 1917 - 1918.

La France chirurgicale : Les Chirurgiens Français contemporains vivants, avec préface du Professeur J. L. Faure; de la Faculté de Médecine de Paris.

(Ouvrage en remaniement. Ce livre qui était destiné à faire connaître l'œuvre de la phalange chirurgicale française contemporaine et la biographie des chirurgiens français vivants, devant l'ostracisme et la conspiration du silence systématique allemands sur nos travaux et nos travailleurs, allait être imprimé quand la guerre a éclaté. Le corps chirurgical de France a amplement démontré par son œuvre extraordinaire pendant la guerre ce dont il était capable, donnant raison à l'auteur sur l'opportunité d'alors de son livre qui sera complété.)

La Chirurgie du fibrome de la matrice : Préface du Professeur J. L. Faure, de la Faculté de Paris.

De l'invisibilité des cicatrices opératoires.

La reviviscence de l'organisme par rénovation cellulaire et néohistogénèse : Préface du Docteur Heckel.

La plastique humaine par la culture physique : Préface du Docteur Ruffier.

La Agonia : (Traduction en espagnol du chef-d'œuvre de Jean Lombard : *l'Agonie*). Préface de Gomez Carrillo.

LIVRES ET TRAVAUX PARUS

La Chirurgie conservatrice de l'utérus et des annexes dans le traitement des Fibromes : Préface du Professeur Paul Segond.

Les cancers des organes génitaux de la Femme : Préface du Professeur Samuel Pozzi.

Publications scientifiques : (Voir Exposé de Titres et Travaux Scientifiques de l'auteur.)

Instruments de Chirurgie : (Expositions de Londres, Gand, Lyon, Tiflis, Congrès chirurgicaux divers, etc.)

LA MISSION SANITAIRE CHIRURGICALE FRANÇAISE DU CAUCASE

(1er JUILLET 1917 — 13 JUILLET 1918)

PAR

L. DARTIGUES

MÉDECIN-CHEF ET CHIRURGIEN DE LA MISSION

« *Vous êtes extraordinaires, vous les Français! Vous*
« *ne désespérez pas! Quelle surprenante confiance vous*
« *avez en vous!* »

Paroles d'une dame de la haute société de Tiflis, à la veille de notre départ, alors que la Mission était sur le point d'être faite prisonnière et que les radios annonçaient le triomphe prochain de l'Allemagne, mai 1918.

Voir page 42.

A. MALOINE ET FILS, ÉDITEURS

27, RUE DE L'ÉCOLE DE MÉDECINE, 27

PARIS, 1919

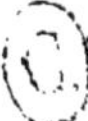

A MON AMI

AMIARD, Député

Membre de la Commission des Affaires extérieures

En reconnaissance des efforts pour faire connaître l'œuvre de la Mission sanitaire chirurgicale française du Caucase et l'heureuse propagande faite par elle pendant la guerre en faveur de la cause de la France et des Alliés.

— A mes collaborateurs qui ont travaillé avec le plus de dévouement et d'intelligence à l'œuvre de la Patrie française au Caucase.

— Aux membres de la Croix-Rouge Russe et à son Président S. E. Goloubeff qui ont offert un concours si bienveillant à la Mission française.

— Aux membres du corps consulaire alliés et neutres de Tiflis.

— Aux Etats-Majors russe, géorgien, arménien et principalement au général Préjévalski, ex-généralissime des armées du Caucase, aux généraux Lebindinski, Levandowski, Mdivani, Nazarbekoff et Kharganoff.

— Aux Anglais attachés à l'État-Major du Caucase, principalement le général Shore, le colonel Marsh et le colonel Pike, qui nous furent fraternels.

— A mes collègues médecins et chirurgiens de Tiflis et en particulier le Pr Gourko, le Dr Sobiesianski et mon ami le Dr Hambachidzé.

— Aux membres de la Colonie française de Tiflis et au Prince Napoléon Murat.

— Aux nombreux amis qui accueillirent si sympathiquement les membres de la Mission sanitaire française, en particulier le général et Madame Tamantcheff

A la Ville de Tiflis et à la Géorgie qui nous furent si hospitalières et dont nous garderons un impérissable souvenir.

11 Novembre 1918, Paris.

L. DARTIGUES,

Ex-chef de la Mission sanitaire chirurgicale française du Caucase.

LA MISSION SANITAIRE CHIRURGICALE

FRANÇAISE DU CAUCASE

Nous avons la fortune de vivre les temps les plus prodigieux que l'Humanité ait jamais vécus et nous avons assisté à la plus formidable hémorrhagie que la race humaine ait faite depuis les temps immémoriaux qu'elle palpite, souffre et saigne pour assurer sa vie, son bonheur, son progrès.

Qui n'a vu que l'effort de la terre entière et des peuples était tourné vers cette plaie béante précisément entaillée dans le sol de la France où le sang des hommes coulait à gros bouillons rouges pour la prédominance de l'idée la plus élargie de la liberté et pour la rénovation et un meilleur équilibre des nations revivifiées par la volonté et le sacrifice !

Parmi tant de choses sublimes et étonnantes, un fait retiendra l'attention de l'avenir quand il précisera les chapitres de la merveilleuse histoire : c'est l'effort de vitalité inouïe qu'a manifesté le peuple français dans l'aventure la plus miraculeuse qu'il ait courue à travers les époques, alors qu'on disait sa flamme épuisée, sa chair appauvrie, son désir de perpétuation aboli comme les êtres qui ont achevé leur cycle et s'avancent vers la mort.

Tandis que sa population est réduite à l'extrême en face de

l'énormité proliférante de son ennemie, que déjà ses fils, innombrables héros, de leurs os brisés et de leurs chairs écrasées soulèvent dans l'horizon en feu une terre de sépulture torturée par des forces titaniques et grondantes, sur laquelle descendra un jour la paix silencieuse des nouvelles campagnes refleuries; tandis qu'il s'arc-boute à craquer pour résister aux suprêmes tentatives de viol, de vol et de rapt, que ses forces intellectuelles émanées de splendides cerveaux instruits et créateurs, sont jetées sans compter comme ses forces physiques dans la fournaise éblouissante des batailles, il trouve moyen, ce peuple français, soi-disant dégénéré, de prodiguer au monde les fils de sa puissance, de son âme et de sa pensée, non seulement pour l'appel aux nations à l'immense tuerie désespérée, mais pour qu'ils instruisent de leur plus ancienne expérience et secourent de leur dévouement les peuples fraternels qui nous ont apporté leur aide pour sauver la liberté et la civilisation.

Ce sera un chapitre grandiose de la guerre que celui qui relatera dans son ensemble l'œuvre des enfants de France lancés par la maternelle patrie à travers les continents et les mers pour accomplir la mission multiple de son conseil, *de son savoir*, de son encouragement, de sa collaboration, de son ardente foi.

Dans l'œuvre générale de la Mission de France à la surface du globe, celle des missions sanitaires aura joué un rôle faisant honneur au corps médical français qui a déjà payé, avec une générosité sans pareille, aux champs funéraires l'impôt de la mort. Il ne faudra pas oublier ceux qui ont lutté et souffert sur les terres étrangères, qui sont morts aussi, loin du sol natal et de la race ancestrale au sein desquels c'est une consolation de disparaître.

Dans un très bel article, mon ami *Sauvé* a relaté l'œuvre de la Mission Sanitaire de *Kiew* qui a été à la peine, au péril et qui *a rendu service* dans un pays livré à l'anarchie la plus chaotique et la plus déliquescente, la Russie qui a fondu, désagrégée, comme un polycristal miroitant dans l'eau dissolvante la plus boueuse.

Je veux également dire ce qu'a fait d'utile la Mission envoyée au *Caucase*.

J'ai été douloureusement surpris, à notre rentrée, après une année d'absence, tout à la joie de l'heureux retour en France, venant d'être à la dure peine et en butte à mille difficultés, de m'entendre dire par des esprits superficiels qui, en paroles lapidaires, jugent de leur fauteuil ou après un bon déjeuner les gens et les œuvres qu'ils ignorent, selon leur caprice de pensée souvent pessimiste et un air de dédain informé : « Qu'est-ce que vous avez fait là-bas? » et sans attendre une réponse qui les eût instruits : « On aurait bien mieux fait de ne pas vous envoyer en Mission!... »

Cette relation est pour dire si cette Mission a été utile. Qu'on en juge. Voici où elle a été, ce qu'elle a réalisé, d'où elle est revenue.

***

En mars 1917, j'acceptai de me charger d'une des quatre Missions sanitaires françaises envoyées en Russie; celle qui devait être envoyée au delà du *Caucase*, c'est-à-dire primitivement et successivement à *Erzeroum*, *Trébizonde*, *Ourmiah* (Perse) et qui, finalement devait fonctionner dans le *Transcaucase* à *Tiflis*.

Le 18 mai 1917, je recevais du Sous-Secrétariat d'Etat de Santé ma nomination de chef de cette Mission et, à titre exceptionnel, je cumulai les fonctions de chirurgien. J'ai donc eu une charge compliquée et lourde : administrative, propagandiste, scientifique, chirurgicale. J'étais le doyen de tous les membres des quatre Missions.

Il était entendu que je devais monter et faire fonctionner un hôpital chirurgical que je fis porter à 100 lits et, par tous les moyens en mon pouvoir, non seulement du fait du fonctionnement de l'hôpital proprement dit, mais par tous les à-côtés, contribuer à la propagande française au Caucase. L'hôpital était plutôt le prétexte et l'occasion de cette propagande. J'insiste sur ce point. C'est ainsi que j'ai compris mon rôle que, le premier, je soulignai dans une réunion préparatoire qui eut lieu en mars 1917, dans le cabinet de M. de *Piessac*.

I

LE VOYAGE D'ALLER

DE LORIENT A L'ORIENT

SUR L'OCÉAN, A TRAVERS LA RUSSIE, DANS LE CAUCASE

Quand on posa les bases de ces Missions sanitaires, dons de la Nation Française à la Nation Russe, pour assister cette dernière sur ses différents fronts dans son service de santé un peu précaire, la Russie était encore sous le régime tsariste et nos formations étaient, chacune, sous le patronage de la tsarine et des grandes duchesses. La Révolution éclata. Bien qu'elle battît son plein, nous partîmes tout de même. Nous sommes donc partis, non « pour Dieu et pour le Tsar », à la façon de Michel *Strogoff*, mais uniquement pour la Patrie aussi bien Russe que Française. La Mission quitta Paris le 1er juillet 1917, et le 3 juillet elle embarquait à Lorient à bord d'un vaisseau anglais, l'*Umona*, dont le courageux, intelligent et très sympathique capitaine *Robertson* guida admirablement le périlleux voyage.

Nous pénétrâmes dans l'Océan Glacial : nous vîmes les icebergs couleur vert bouteille chargés d'oiseaux, des troupeaux de phoques, insubmersibles nageurs, dont les têtes aux grands yeux presque humains semblaient dans le lointain celles de noirs nageurs, des baleines lançant leur gerbe d'eau incurvée et, aux aurores et aux couchers de soleil, la mer s'irisant de cuivrures et de moirures admirables ou bien se couvrant de brouillard où le vaisseau portant notre destinée s'avançait dans le gris comme un fantôme sombre.

Quelle solitude sur l'immensité des eaux et si nous étions frappés par une torpille quel désastre sans secours sur ces milliers de mètres de profondeur glacée !... La vision dans l'extrême lointain d'un trois-mâts, d'une goëlette, d'un bateau de pêche, d'un cargo, est un événement à bord et suscite la méfiance du capitaine dont la lunette scrute l'horizon.

Malgré le froid, la tristesse des eaux glauques que coupe l'étrave du navire au-dessus de laquelle se tiennent des groupes d'hommes, le moral des Français qui sont si éloignés de la terre de la Patrie, est excellent ; on apprend le russe avec une ardeur de néophyte sous la direction des interprètes, on procède à des branle-bas d'un sauvetage imaginaire : les membres de ma formation qui croient aller vers la Perse promise, pleine d'enchantements, accoudés aux rampes, font entre eux mille projets d'aventures, de gloire, de fortune et d'amour, tandis que des nuées de blanches mouettes inlassables tourbillonnent autour du navire qui glisse sans arrêt. Il est curieux de se représenter au retour ce que la réalité accomplie a fait de toutes ces espérances et de tous ces rêves mobiles...

Pendant les huit à dix premiers jours, nous gardons encore un contact avec la vie du monde et nous recevons à bord le communiqué de la Tour Eiffel et de l'Observatoire de Greenwich ; nous avons même la joie qui sera, avant peu, suivie de désillusion d'apprendre que les Russes faisaient 17.000 prisonniers sur un front de Galicie existant encore.

Le 14 juillet, dans la mer boréale quelque peu démontée, nous célébrâmes entre Français et Anglais la Fête Nationale. Le champagne de France réchauffait les cœurs et exaltait les esprits. C'était un curieux spectacle que ce bateau solitaire s'avançant dans la nuit et dans l'immensité, toute lumière éteinte sur le pont et ses hublots peints en noir, résonnant d'allégresse et d'où sortaient, évocateurs, tous les vieux chants de la Patrie remémorée.

Le lendemain, nous apercevons pour la première fois la terre de Laponie « Lapland ». Puis nous doublons le *Holy Nose* ou Nez Sacré, entrons dans la splendide baie de Youkanski où nous assistons au coucher et au lever du soleil presque sans intervalle dans une orgie de couleurs indéfinissables, pénétrons dans le « Gorlo » ou long goulet de la Mer Blanche accompagnés de dragueurs de mines, puis dans l'estuaire de la gigantesque Dwina du Nord aux eaux couleur de bois de panama, rougeâtres et ocres, charriant un infini limon et sur les berges de laquelle, pendant des verstes et des verstes, sont des amoncellements énormes de bois disposés en bûchers innombrables et jaunes, comme si toute la chair ligneuse

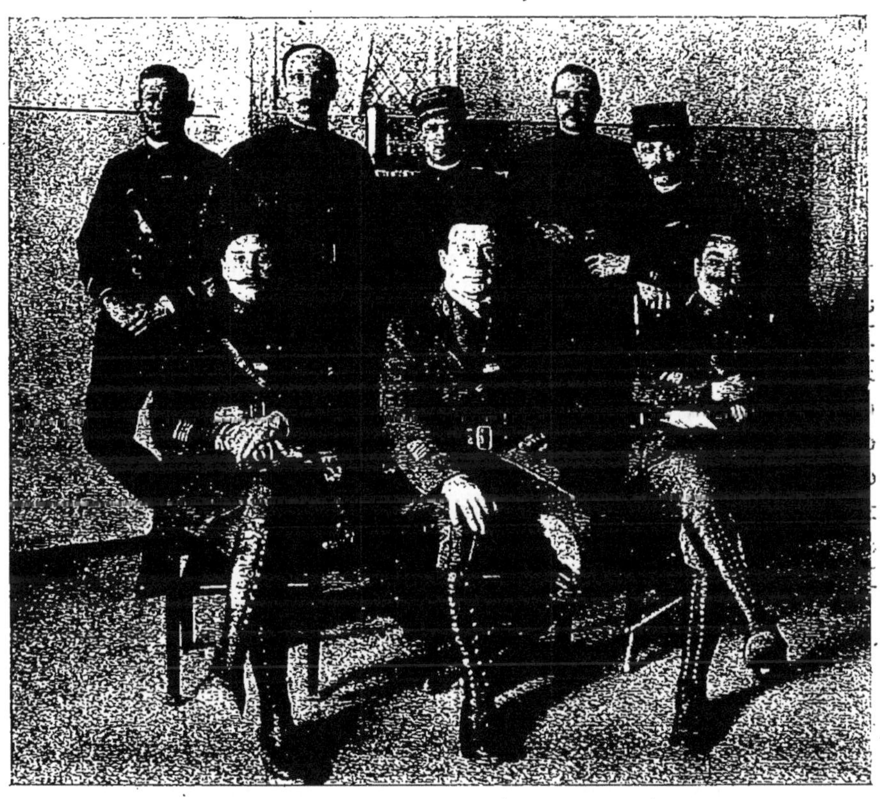

FIG. 1. — LE GROUPE DES OFFICIERS DE LA MISSION SANITAIRE CHIRURGICALE.
Lt Perret d'Ortail — Major Lamarche — Lt Naudy, officier gestionnaire
Pharmac. maj. Basc — Médecin-chef Dartigues — Lt Rolland
Major Sarlabous

surgie de la sève intarissable de cette terre primitive couverte de forêts de sapins était venue échouer sur ses bords.

Le 19 juillet, nous sommes à Arkangel, la ville au panorama de mirage qui, dans un ciel gris et lumineux cependant, déroule la fresque étincelante de cent coupoles et bulbes d'or et d'argent, de cuivre et de polychromie verte, rouge ou bleue constellée d'étoiles brillantes et surmontée de croix d'or de ses églises russes. Pierre le Grand la bâtit et l'on voit la statue du conquérant et du créateur de l'Empire devant la maison de moujik aux troncs d'arbres massifs qu'il habita, dominant le fleuve.

Il fait très chaud, bien que nous soyons dans le cercle arctique; l'air est infesté de moustiques.

Dans la ville nous faisons connaissance avec la pauvreté, la saleté, la pouillerie et la léproserie de la Russie du Nord en révolution. Nous croisons, sur les trottoirs de bois, le pope crasseux et ignare, triste exemplaire d'humanité qui laisse loin derrière lui le classique frère de la doctrine ignorantine, et le moujik hirsute à barbe fauve, et le bolchevik en multitude bottée, grise, sale et malodorante. Nous passons dans les marchés aux étals infects et avariés, asphyxiant de leur odeur de pourriture. Nous entrons dans les églises au luxe barbare et asiatique : que nous sommes loin de la conception des temples de l'Hellénie qui étaient des merveilles concrètes de la pensée harmonieuse, et de la cathédrale gothique qui semble une émanation pétrifiée de la ferveur et de l'espérance de la prière! Les fronts écrasés sur les dalles montrent bien, malgré l'ambiance révolutionnaire du dehors, que nous sommes dans un pays de servilité, de soumission et d'imploration devant les forces supérieures de la terre et du ciel.

Dans un restaurant, où l'on sert une boisson imbuvable et un pain, glu noirâtre innommable, j'assiste au baiser russe sur la bouche, entre hommes; je ne sais pourquoi, mais je ne puis m'empêcher de faire un rapprochement entre la défection récente de ce peuple et le baiser symbolique de Judas. Où est la succulente et saine France équilibrée, où est même l'hospitalière et pittoresque Russie décrite à notre enfance admirative? Nous sommes désormais dans le pays de la faim, du froid, de la fainéantise et du désordre, au pays du *nichevo*, là où il y avait cependant une abondance et une richesse réelles dans un débordement de vitalité et de jeunesse inouïes aux réservoirs ethniques inépuisables. Comparant notre volonté d'action, notre intelligence instruite et notre initiative féconde, je ne peux me retenir d'écrire dans ma première lettre pour la France : « Nous sommes des demi-dieux, à côté de ces gens-là! » C'est orgueilleux, mais qu'il me soit pardonné en faveur de mon pays.

En touchant la terre slave, nous avions échappé aux mines et aux sous-marins qui guettaient les navires surtout à l'entrée et à la sortie des ports. Néanmoins la traîtrise des mers pouvait s'étendre bien loin des côtes. Une nuit, en plein Océan glacial, nous entendîmes des coups de canon lointains et le capitaine anglais parut fort soucieux malgré son visage impassible. Nous apprîmes à

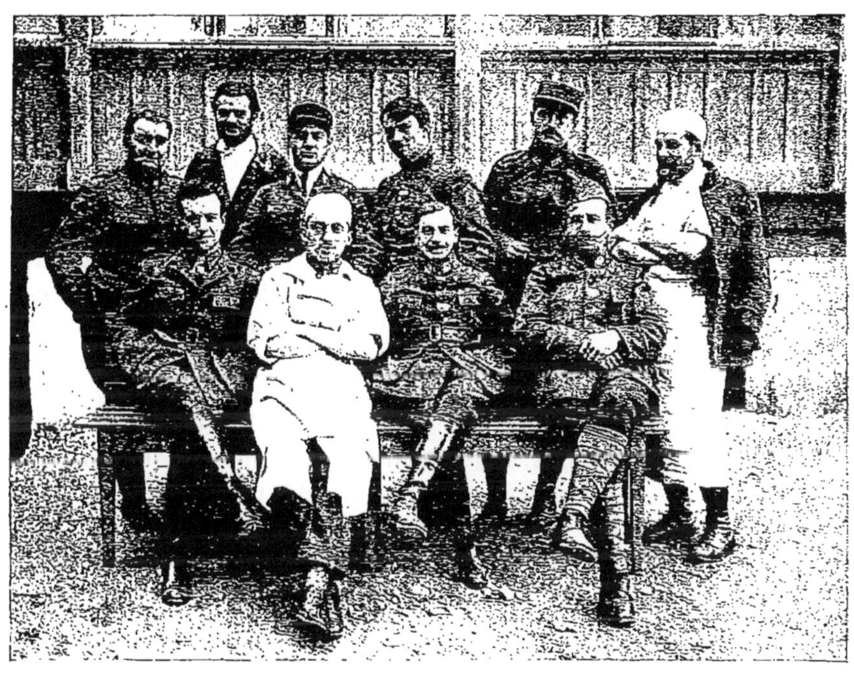

FIG. 2. — LES SOUS-OFFICIERS DE LA MISSION CHIRURGICALE FRANÇAISE DU CAUCASE.
Serg[t] Montagnon Dentiste militaire Halperson Serg[t] Helme Serg[t] Duché Méd. auxil. Cognot
Méd. auxil. Arbelier Adj[t] Piraube Serg[t] Cazassus
Caporal fourrier Lavalley
Méd. auxil. Guignebert

Arkangel ce qui s'était passé de la bouche même du capitaine *Hammonex*, de *La Loire*, arrivée avant nous, en assez piteux état comme nous pûmes le voir en visitant ce bateau. *La Loire* eut un combat terrible à soutenir contre un énorme sous-marin allemand : 65 coups de canon furent échangés et, finalement, le canonnier du bord, très adroit pointeur, coula le sous-marin. Détail piquant : *La Loire* avait recueilli à son bord les survivants d'un bateau de pêche norvégien coulé par ce sous-marin qui l'attaqua à son tour; parmi ces rescapés on remarqua plus spécialement l'un d'eux qui aidait à servir la pièce avec fureur, et qui n'était autre qu'un sujet allemand qui ne tenait pas du tout à être coulé une seconde fois, et définitivement, par ses compatriotes.

Nous procédâmes au débarquement de notre matériel et à son chargement dans le train avec lequel nous devions traverser toute la sainte Russie qui ne l'est plus du tout, du moins en apparence, car l'esprit religieux et iconolâtre ressaisira tôt ou tard ce peuple égaré, tombé aux abîmes et sans soutien mental. Ce fut pour nous l'occasion de constater les audaces du vol dont nous fûmes si souvent l'objet durant toute notre mission et le délire fou de l'alcoophilie. Et d'abord, l'individu qui avait l'entreprise du déchargement de notre bateau, monopole réservé, était un sujet notoirement allemand. On devine que tout ne se passa pas sans encombre : caisses éventrées, provisions pillées; des hommes émaciés pénétraient dans les cales et en sortaient ingénument engoncés, boudinés et obèses; pareils à des Frégoli, ils avaient endossé l'un sur l'autre plusieurs costumes; nous en déshabillâmes un qui portait plusieurs vestes, 6 chemises, plusieurs pantalons, 6 paires de chaussettes... Ahuri, il s'étonnait d'avoir été surpris ! Des bolchevicki, grisâtres et indistincts, se glissaient aussi comme des couleuvres dans l'interstice des caisses accumulées sur les quais, et avec une patience, une ruse et aussi une adresse de félins, faisaient sauter les couvercles sans bruit, malgré une garde bien montée. Des bonbonnes d'eau oxygénée, voire même de formol furent dégluties, prises pour de l'alcool... Je fus assez heureux, pour ma part, de sauvegarder tout mon matériel.

Je devais conduire ma Mission en Perse, à *Ourmiah*. J'étais organisé en vue de cette destination : matériel, plans, recommandations influentes auprès des autorités persanes, mission spéciale de S. E. le Ministre plénipotentiaire de Perse à Paris, *Samad Khan*, auprès de Son Altesse Impériale le *Valiad* ou Prince Héritier, etc... Mais au dernier moment, à *Arkangel*, je reçus l'ordre de me rendre au *Transcaucase*, à *Tiflis*. Nous devons à ce hasard de n'avoir pas subi le triste sort de la Mission qui alla en Perse à notre place[1].

1. Tout récemment j'ai eu la joie de voir mon ami Caujolle de retour en France sain et sauf avec presque toute sa Mission après des événements bien émouvants qu'il a dominés avec son énergie, son initiative et son courage habituels.

Nous nous dirigeâmes sur *Moscou* avec la Mission de *Kiew* commandée par le médecin principal *Cristiani*, haute figure morale, excellent camarade, et dont *Sauvé* a dit tout le bien qu'il fallait. Nous descendons vers le cœur de la Russie, par une ligne ferrée éternellement droite qui traverse une forêt infinie de sapins et de bouleaux, grande comme plusieurs Frances, passons par *Vologda* et arrivons à *Moscou* le 26 juillet, jour où nous apprenons le

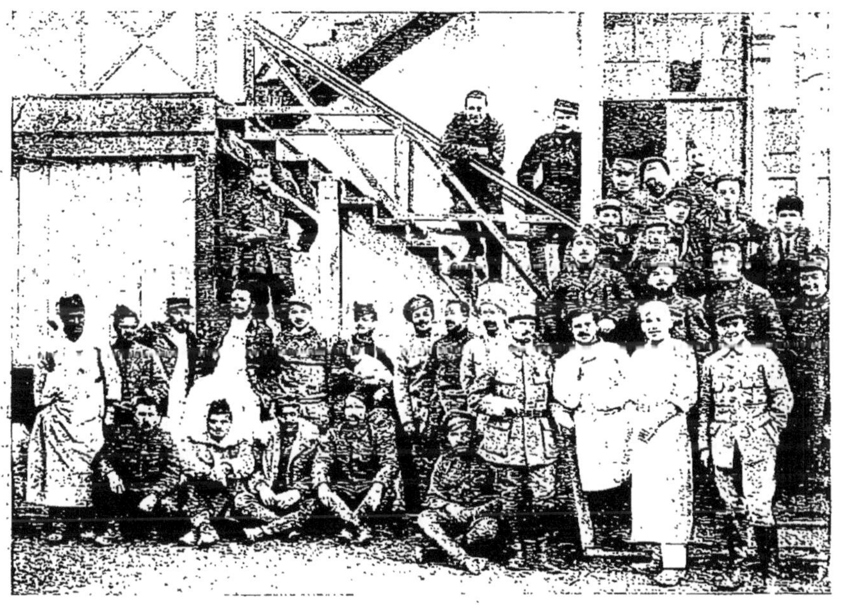

Fig. 3. — Une partie du personnel de la Mission sanitaire.

désastre de *Tarnopol*. J'obtins l'autorisation de rester à *Moscou* vingt-quatre heures pour permettre aux membres de ma Mission de visiter la Ville Sainte que traverse la Moskowa et où le Kremlin aux portes sacrées évoque, pour nous Français qui venons en émissaires pacifiques et alliés après plus d'un siècle, la gigantesque figure géniale et audacieuse de Napoléon, auréolée de flamme et d'incendie au milieu de ses poilus d'alors, les ancêtres de ceux d'aujourd'hui qui passeront aussi à la légende triomphale des siècles. En voyant la plus grande cloche du monde brisée au bas de la haute tour et dont le bronze a une épaisseur de muraille, on ne peut se défendre d'y voir le symbole de la grande voix d'airain de la Russie qui momentanément s'est tue.

Nous nous séparons de la Mission de *Kiew*, et je conduis l'échelon sanitaire de ma Mission, composée de 17 wagons de matériel et d'hommes vers la Russie du Sud à travers le *Donetz*, les steppes immenses, la région grasse, fertile en blé, des Terres Noires, les champs à perte de vue de soleils jaunes qui ressemblent à des foules innombrables dont les faces nous regardent passer et dont la graine grise, mâchée par presque toutes les bouches, semble tromper la faim de tout un peuple granivore. Nous arrivons à *Rostow-sur-le-Don* où le premier Français que nous rencontrons est originaire de St-Emilion, la patrie locale de mon ami *J.-L. Faure*, et nous sommes reçus avec une joie délirante par les membres de la petite colonie française. Le 2 août, nous sommes dans le *Caucase* du *Nord*, le jour anniversaire de la mobilisation. Nous passons à *Derbent* où ma formation, fraîche et joyeuse, prend un bain dans la Caspienne, et nous atteignons *Bakou*. Dans le désert roux, pulvérulent et étouffant, sous une aveuglante lumière, se dresse une ville immense et noire de pyramides en bois triangulaires et pointues : c'est la cité des puits de pétrole que nous allons visiter. Elle évoque la cité titanique de *Tubal-Kaïn*, chantée par Victor Hugo et Leconte de Lisle dans leur *Kaïn*. J'ai le plaisir de rencontrer là deux jeunes ingénieurs parlant français et qui ont fait leur instruction à l'Institut électro-technique de Toulouse. Ils ont l'amabilité de retirer devant nous une sonde de forage de 300 mètres et m'apprennent que la sonde pour atteindre les couches pétrolifères est d'invention française. Cette trépanation de la calotte terrestre par un instrument français a évidemment souri à mon esprit de chirurgien.

Nous arrivons à *Tiflis* le 8 août 1917 à 6 heures du matin : il fait une chaleur asiatique !

Dans ce long voyage qui a duré 38 jours, nous avons reçu tout d'abord un accueil plutôt frigide ainsi qu'il convient dans le pays froid du Nord; on nous a pris pour des Français venus réprimer les désordres de la Russie et faire œuvre de police; mais à mesure que nous descendions vers le Midi, cet accueil devenait plus chaleureux; notre train était entouré par la foule à toutes les gares : on nous jouait une « Marseillaise » trépidante de cirque. Nous fûmes pris tour à tour pour des Polonais, des Serbes, des

Roumains, des Belges, des Anglais, des Américains, ce qui était fort honorable, mais aussi — *horresco referens* — pour des Autrichiens et des Allemands! Quand nous avions expliqué en des discours plutôt mimés que parlés, sur la plate-forme de nos wagons, que nous venions de France pour secourir les blessés

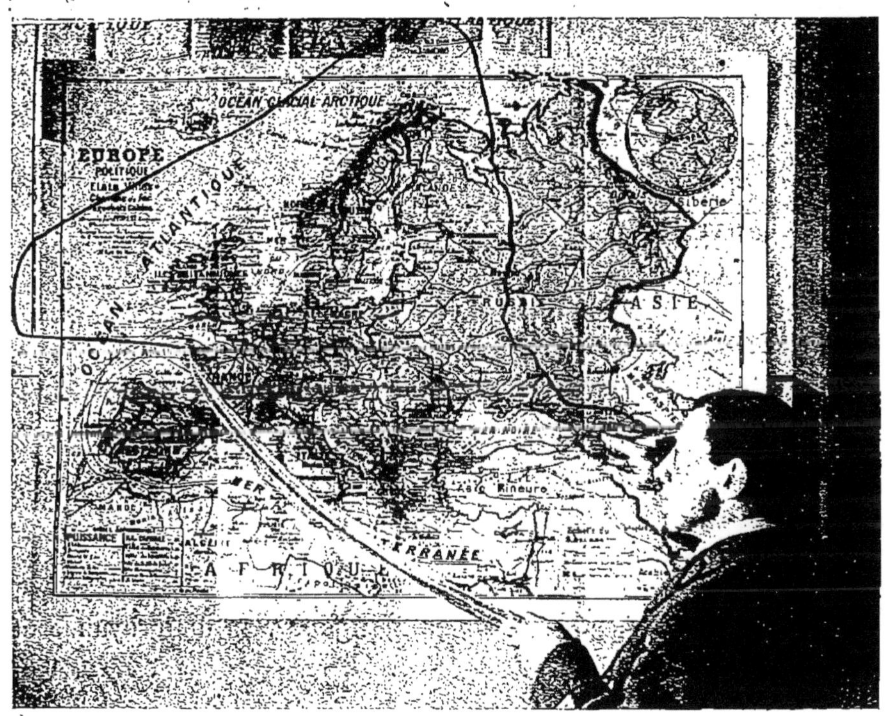

FIG. 4. — TRACÉ DU VOYAGE DE L'ORIENT A TIFLIS:
Une partie du trajet sur la mer est en dehors de la carte, car le bateau, l'*Umona*, se dirigea très vers l'Ouest d'abord et puis très au Nord avant de descendre vers la Mer Blanche afin d'éviter les sous-marins.

Russes, des cris d'enthousiasme se déchaînaient : « Vive les Franzouski !... » ce à quoi nous répondions : « *Da sdrawstouïet Rossia!...* » (Vive la Russie !...) que nos poilus traduisaient d'une façon un peu libre et plus mnénotechnique : « Vive la grassouillette Rossia ! », ce qui n'était pas très exact en l'occurrence, la Russie talonnée par la faim commençant à maigrir.

Bien des gens nous interrogeaient sur l'entrée en scène des

Américains qui les intéressait vivement alors. Il était malheureusement trop clair que cet intérêt répondait à une idée simpliste ; la venue des Américains les dispensait, eux, de faire la guerre et ils pouvaient, eux, la continuer tranquillement en spectateurs qui ne se troublaient point. Je n'oublierai pas de longtemps cet état d'âme puéril autant qu'égoïste.

Une chose m'a aussi frappé durant cette traversée de la Russie : c'est, à l'encontre du triste et glorieux spectacle de nos terres de France et de Grande Bretagne, de ne pour ainsi dire pas rencontrer de blessés ni de mutilés ; je parie, n'avoir pas vu en Russie plus d'une demi-douzaine d'amputés. On ne peut nier qu'au début de la guerre la Russie a payé de sombres holocaustes aux combats ; mais alors que nos blessés étaient guéris et rendus à la bataille, grâce aux soins dévoués et savants de nos médecins et chirurgiens, dans des proportions inconnues jusqu'à ce jour dans les guerres, les soldats russes, à cause de l'organisation de leur service de santé insuffisant, au moins numériquement pour de si vastes fronts, périrent en grand nombre de blessures certainement curables. Mais la Russie est un tel réservoir d'hommes que l'étiage n'en a pas sensiblement baissé. Toute la Russie est casquettée, bottée, uniformisée; si elle se mettait en branle dans la discipline et la volonté d'une idée cohérente, elle étonnerait le monde. Elle est un grand géant doux et féroce à la fois, qui contient le meilleur et le pire et dont la force de lutte a été perdue quand, sous l'effet de la ruse ennemie, elle a abdiqué son intelligence, sa clairvoyance et sa foi.

II

LE SÉJOUR A TIFLIS

NEUF MOIS DE GESTATION FRANÇAISE

Nous voilà dans le Transcaucase, à Tiflis, où nous devons créer l'hôpital militaire français. Tiflis, ville serpentine, encaissée dans la vallée sinueuse et étagée sur les berges en terrasse de la *Coura* aux eaux grises bruissant et se rompant sur des bancs de galets; Tiflis, ville de montagne toute en longueur tortueuse et accrochant les blocs amoncelés de ses quartiers là où elle peut; Tiflis, ville toujours en liesse et en amour, malgré la guerre et la faim et le sourd craquement progressif de la chute du colossal empire; Tiflis obéissant à la loi naturelle du rut en furie déchaîné quand l'humanité s'abandonne aux œuvres de carnage comme si le désir de la vie s'opposait éperdument au désir de la mort!

Le bas Caucase ressemble beaucoup aux contreforts de nos Pyrénées, mais avec de grandes lignes plus amples et plus perdues dans a distance; et combien moins pittoresque, verdoyant et ciselé dans sa masse rocheuse! Où sont les gaves retentissants, les eaux courantes de cristal, les forêts fraîches et drues comme de vertes chevelures où les rameaux doucement balancés rythment les gazouillis joyeusement intarissables?

Dans son vallonnement grandiose, la campagne sèche et nue, fauve comme une peau de lionne, est impressionnante de solitude et de mutisme; elle étouffe sous un soleil qui est une brûlure et une cécité: la ville indolente est comme entourée par elle d'un cercle de lourd silence. Que de fois dans mes promenades solitaires sur les hauteurs voisines la contemplation de ce désert que domine au loin l'éternité blanche des cimes perdues dans le vertige bleu du ciel, m'a fait sentir plus pesants les jours de long exil sans nouvelles du monde ! Patrie, terre sacrée de notre origine, de notre substance et de notre spiritualité héréditaires, combien alors j'ai senti monter à mon cœur l'émotion de ton sens profond et compris plus pleinement que tu n'es pas un vain mot sonore et que c'est surtout loin de la Mère qu'on se sent être un Fils...

Notre hôpital était situé à l'extrémité ouest de la ville, au bord de la Coura, sur sa rive gauche, et près du pont de Véra. Nous garderons tous, par delà le temps et l'espace, au fond de nos prunelles la vision de sa façade de briques rouges dont le pavillon tricolore de France et le pavillon blanc de la Croix-Rouge surmontaient les deux ailes et les Tifliciens retiendront longtemps aussi cet emplacement ami qui fut pendant neuf mois une petite terre de France abritant une petite colonie de militaires français, comme celles que Rome détachait de ses légions.

En arrivant, j'ai eu à me débrouiller avec le Service de santé, la Croix-Rouge, la Chancellerie des logements russes, tâche ardue car je n'avais aucune indication ni instruction et il était difficile de se reconnaître au milieu des pouvoirs mal définis de ces administrations s'intriquant les unes dans les autres et tirant à hue et à dia. Autorisé à prendre possession de l'hôpital par une de ces administrations, l'autre prétendait qu'elle avait outrepassé ses droits et me demandait pourquoi je m'étais permis de m'installer dans ses locaux.

Le 14 août, je parviens à faire loger mon contingent dans le « Lazaret » *392* qui nous était destiné pour lui substituer notre hôpital, c'est-à-dire au bout de six jours pendant lesquels mon personnel a dû loger en partie dans les wagons qui nous avaient amenés, les locaux qu'on nous avait réservés, caserne Sapornaïa, même pour les officiers, étant infects et inhabitables. Mes infirmiers couchèrent en attendant par terre dans quelques salles évacuées et nettoyées à la hâte, dans la promiscuité du personnel russe et des malades, tandis qu'avec mon officier d'administration et mon pharmacien nous couchions, pour veiller à l'évacuation plus rapide de l'hôpital et surveiller notre matériel, dans une salle qui n'avait pu être désinfectée encore, au milieu des caisses, bonbonnes et bidons.

Enfin, le 28 août 1917, la remise officielle de l'hôpital m'est faite par le directeur de santé M. Tissiakoff et par le médecin-chef russe Soulakoff qui furent très aimables et serviables alors que des gens inhabiles et gaffeurs et brouillons arrivés avant nous les avaient tout d'abord indisposés contre nous. Ce n'est donc que vingt jours après notre arrivée que nous avons pu prendrepossession du Lazaret russe à notre nom, d'où une perte de temps considérable pour notre installation dans des locaux qui venaient d'être surpeuplés

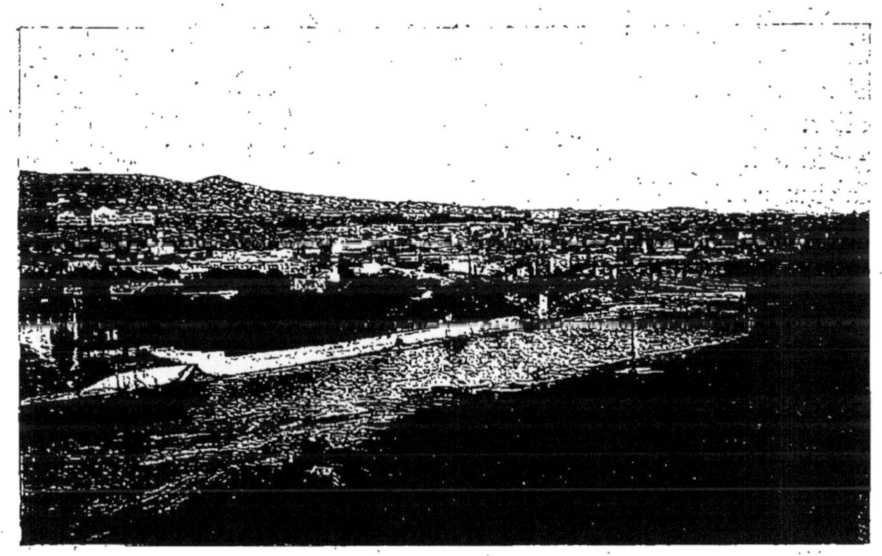

FIG. 5. — QUARTIER DE TIFLIS OU SE TROUVAIT L'HÔPITAL [FRANÇAIS] PRÈS DU PONT DE VÉRA SUR LA COURA.

de malades contagieux, atteints de typhus exanthématique et abdominal, de scorbut, etc...

Cet hôpital, comme situation, construction, disposition intérieure, n'était pas digne de l'œuvre que nous venions accomplir, œuvre de technique sanitaire perfectionnée et de propagande scientifique française. Cela rendit notre tâche fort difficile, sans compter le temps perdu pour l'aménagement d'un local habitable et hygiénique pour les blessés attendus et le personnel soignant. Nous aurions eu encore beaucoup plus de succès dans une belle et commode construction : il n'en manquait pas à Tiflis et on nous l'aurait facilement offerte. Il y a eu là une hâte et une désinvolture *nichevique* dans ce choix que la justice impartiale m'oblige à signaler. J'ai fait cependant des démarches actives auprès du général *Prejevalski*, généralissime des armées du Caucase, du général *Mdivani*, de M. *Papagenoff*, Commissaire du Gouvernement, qui me reçurent avec la plus extrême courtoisie, du Prince Michel *Soumbatoff*, qui s'occupait déjà des « Ziemski-Saïous » ou « Alliance des Villes », du français Prince *Napoléon Murat*, colonel du régiment des Ingouches, qui m'aida de toute son influence, et ces démarches auraient abouti à nous faire avoir peut-être une partie du Palais du Gouverneur, du Grand-Duc, ou l'Hôtel Majestic si nous n'avions pas été dans la nécessité pressante de loger la Formation, ce qui m'a fait accepter le Lazaret 392 comme un pis-aller.

Mes hommes ont procédé eux-mêmes à la désinfection des locaux contaminés, au blanchissage à la chaux de tout l'hôpital, la main-d'œuvre russe étant insuffisante ou tardive, au décapement de tous les parquets par les acides ou le raclage à la main. Ils ont travaillé durement et c'est avec peine comme avec admiration que je les ai vus attelés à cette pénible tâche qui eût dû leur être épargnée si nous avions eu des locaux dignes de nous. Mais c'est grâce à toute la rigueur des mesures hygiéniques que j'ai imposées constamment que ma Formation n'a pas eu de malades sérieux et n'a perdu aucun homme, le premier de mes soucis étant de les préserver et de les ramener tous en France sains et saufs. J'ai eu ce bonheur.

Le 29 août, je fais flotter le drapeau français sur l'hôpital. C'est la première fois, dans l'histoire du Caucase, que notre drapeau flotte officiellement sur un monument des villes du Caucase et sous le ciel de Géorgie. Pendant presque une année, il a été là, je puis le dire, plus que l'emblème de notre Patrie : le pavillon, que d'après la topographie de Tiflis, on voyait de toute la ville et qui était l'espérance de sûreté et de refuge pour toute une population alarmée par des troubles incessants.

Le 18 septembre a lieu, enfin, le départ des derniers Russes. Bien que nous occupions l'hôpital depuis un mois, ce n'est qu'après des démarches laborieuses que nous pûmes obtenir leur évacuation complète au *40*e jour après notre arrivée à Tiflis. Ils s'étaient accrochés à nous avec une insistance toute phtiriasique, car il ne leur souriait évidemment pas de nous céder une bonne place chaude pour aller affronter les froids excessifs d'Erzeroum où on les envoyait d'office ; ils empêchèrent ainsi par leur présence l'emmagasinement complet de notre matériel, le nettoyage, l'hygiène et l'aménagement d'une partie de l'immeuble qu'ils maintenaient dans une saleté repoussante, obligeant mon personnel à un surmenage de gardes incessantes de jour et de nuit pour parer au vol et même au pillage.

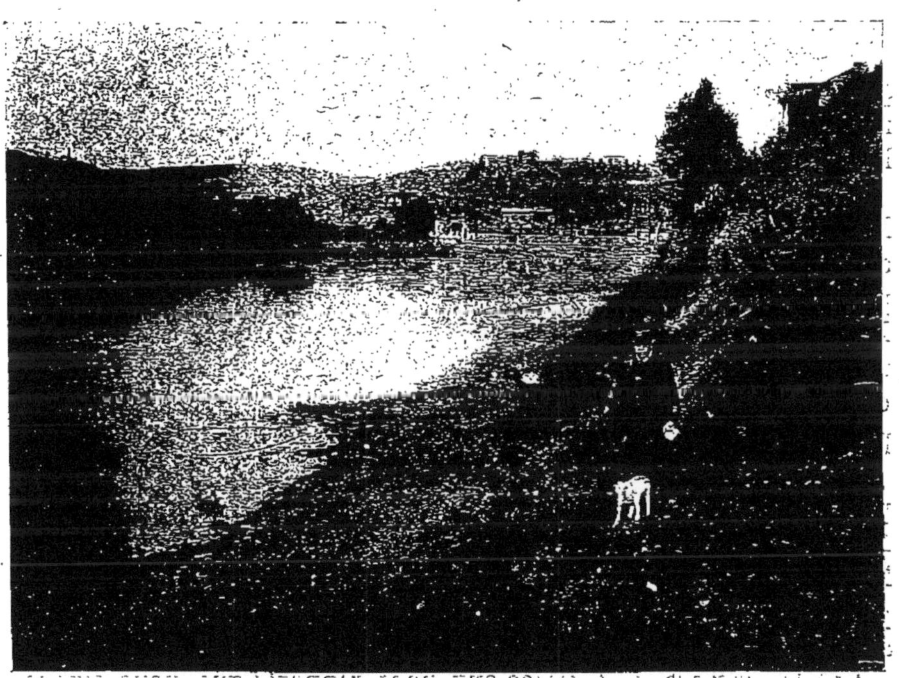

FIG. 6. — LES BORDS DE LA COURA DEVANT L'HÔPITAL FRANÇAIS.

Le 1er novembre a lieu l'achèvement de l'organisation de l'hôpital, l'ouverture des services de chirurgie et l'admission des premiers malades. Ce n'est donc que trois mois après notre arrivée que l'hôpital put fonctionner. On devine par ce fait de l'inauguration tardive que l'on a cherché à exploiter contre moi les difficultés de tout ordre, les entraves, les lenteurs, l'inertie que j'ai dû rencontrer et qui exigèrent de ma part et de mon officier d'administration dévoué, *Naudy*, démarches sur démarches. L'expérience d'un an passé à Tiflis et la fréquentation des personnes les plus éminentes et bien disposées en notre faveur me font affirmer que l'on aurait pu obtenir quelque chose de très bien, de très beau et d'immédiatement organisable et installable.

Nous dûmes désinfecter, blanchir, peindre, construire, faire des travaux de menuiserie, de serrurerie, d'installation électrique, etc... Les moyens de transport dans Tiflis étaient si réduits que nos camionnettes automobiles que j'avais eu l'idée d'emmener de France et assez heureux d'obtenir, allaient prendre elles-mêmes les malades dans les autres hôpitaux et les y rapporter une fois guéris. Mes chauffeurs *Vallot* et *Fournaise* conduisaient mes automobiles en véritables maîtres du volant : ils ont fait honneur à l'automobilisme français dans Tiflis.

Pour toute cette installation, je m'en voudrais de ne pas citer M. *Caren Crassilnikoff*, délégué par la Chancellerie des logements, qui nous apporta une collaboration d'autant plus précieuse qu'il parle admirablement le français, ayant fait ses études classiques à Paris, au Lycée Condorcet ; et pour le mouvement des malades soumis à notre traitement, de ne pas signaler le Dr *Issakian*, de culture très française, ayant fait ses études de médecine à Montpellier. Tous deux furent d'un dévouement absolu à notre œuvre.

Malgré toutes ces difficultés, au bout d'un trimestre l'hôpital, par son agencement, son matériel, son organisation, pouvait faire honneur à notre pays ; il a été l'objet d'une grande admiration de la part de tout ce qui compte dans la ville; mais il était digne d'un plus beau cadre pour sa richesse intrinsèque et son rouage établi avec méthode ; et il eût été utilisable plus tôt.

Le 30 décembre 1917, grâce aux bons rapports que nous avions su établir immédiatement avec nos compatriotes, les dames de la colonie française de Tiflis offrirent à la formation sanitaire un magnifique fanion brodé de leurs mains et une charmante fête eut lieu à cette occasion à l'hôpital chirurgical français qui devenait de plus en plus le vrai foyer français de la ville et même du Caucase.

Dès le début, nous fûmes admirablement accueillis à Tiflis et pas l'objet de suspicion, comme dans certaines parties de notre traversée de la Russie. Le prestige du nom français nous valut d'être reçus partout dans les milieux les plus aristocratiques et les plus distingués, où l'on parlait notre langue à la perfection. Nous avons trouvé dans la haute société russe, géorgienne, arménienne ou tartare et auprès des grandes personnalités de Tiflis, l'urbanité la plus exquise, une hospitalité charmante, et une politesse parfaite qui n'est surpassée par aucune autre car elle a gardé la manière et la saveur de notre galanterie ancienne de réputation universelle, presque tous les gens de qualité ayant parfait leur éducation en France. J'ai connu une grande dame qui avait été élevée aux

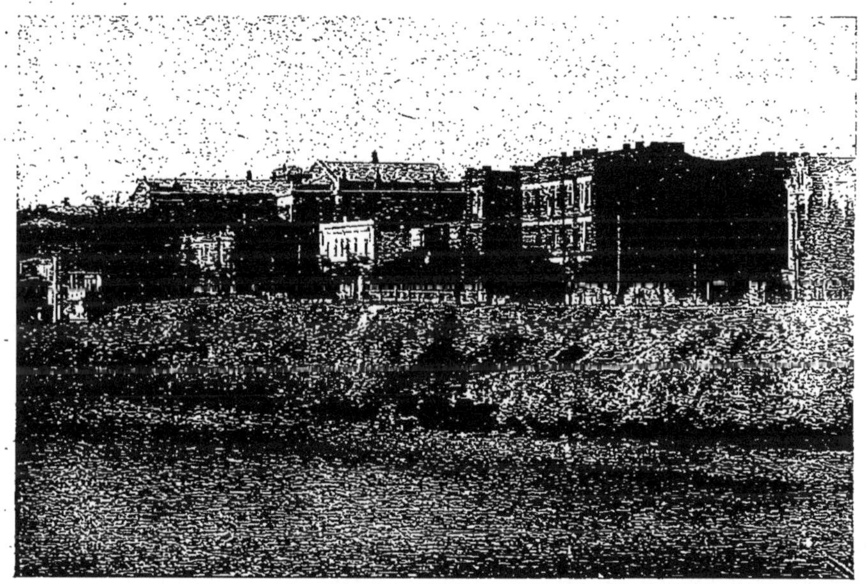

FIG. 7. — L'HÔPITAL FRANÇAIS SUR LES BORDS DE LA COURA, A DROITE.
On voit à gauche, derrière la maison blanche, l'Ecole Réale où était le service de physiothérapie, annexe de l'Hôpital Chirurgical.

« Oiseaux », pas au Mont, mais au Couvent. J'ai eu le plaisir d'assister à des dîners et des soirées où régnait un cosmopolitisme vraiment curieux et de bon aloi : il y avait des Grands et des Petits Russiens, des Géorgiens, des Arméniens, des Tartares, des Belges, des Français, des Anglais, des Américains, etc. C'était délicieux : la Société des Nations sous le couvert d'habitudes civilisées, de raffinement, de bonne entente ; on y parlait toutes les langues, à l'exclusion de l'allemand et tout ce monde communiait dans la langue française.

Dans un milieu ami, rencontre fortuite et amusante, je me

trouvai faire le vis-à-vis avec le descendant du général russe qui défendit Moscou et harcela Napoléon à travers les plaines de neige, le colonel *Koutousoff* qui n'avait pas son pareil pour conduire un quadrille avec entrain endiablé ; je le vois lançant à ce monde polyglotte ses ordres chorégraphiques en français.

Lors de la fête nationale de Géorgie, le 4 octobre, toute la Formation fut à *M'chket*, la vieille capitale. On y instaura le *Catholicos* ou pape géorgien, après une suspension de papauté d'un siècle. Le Catholicos Kirion II et l'Archimandrite *Nazàri Levàja*, qui ressemblait étonnamment à Gambetta, me reçurent ainsi que mon secrétaire avec la plus grande affabilité. Je rencontrai dans cette antique ville, perdue dans la montagne, un vieux professeur de français retraité, âgé de 80 ans, originaire de Marseille, M. *Caillat* qui nous offrit l'hospitalité. Et l'on dit que le Français ne s'expatrie pas! C'est une erreur. Nous avons trouvé des Français presque partout dans ces lointains pays.

Nous arrivâmes en août à Tiflis à la période des élections ; la situation devenait de plus en plus complexe et troublée. Les autorités n'étaient plus obéies, le front du Caucase commençait à se dissocier : des difficultés de tout ordre surgissaient et exaltaient les passions les plus acharnées ; le Caucase tendait à l'autonomie, en haine de la Russie conquérante et oppressive : la population géorgienne, appauvrie et désorganisée, arménienne riche, maîtresse du commerce et de l'industrie, mais craignant la victoire exterminatrice des Turcs, tartare s'armant, toutes de tendances diverses et d'intérêts opposés, étaient prêtes à lutter entre elles ; des massacres en masse étaient en perspective ; le drapeau rouge flottait sur tous les monuments publics.

Bientôt les désordres s'aggravèrent et trois faits principaux signalèrent la longue période troublée où Tiflis vécut dans l'inquiétude, la demi-famine et l'angoisse : d'abord la dissolution des armées du Caucase qui avaient cependant réalisé l'année auparavant les magnifiques exploits d'Erzeroum et de Trébizonde. Le demi-million d'hommes qui occupaient ce front, pourris de tavarichisme et de bolchevickisme, l'abandonnent et s'écoulent par échelons pendant des jours interminables, par la gare de Nafloug, côtoyant la ville de Tiflis, surpeuplée par les émigrations d'Asie-Mineure, manquant de farine et vivant dans la crainte de l'invasion et du pillage, de la mise à sac et de la tuerie par une armée énorme transformée en hordes affamées et sans frein qui pouvaient avoir la convoitise d'une ville riche, proie de richesses, de nourriture et de femmes à leur portée. Tiflis, comme autrefois Lutèce pour les bandes d'Attila, vit pendant plusieurs mois s'écouler le flot interminable de cette armée désagrégée et menaçante, et fut heureusement épargnée. Chose curieuse et touchante, la population tifli-

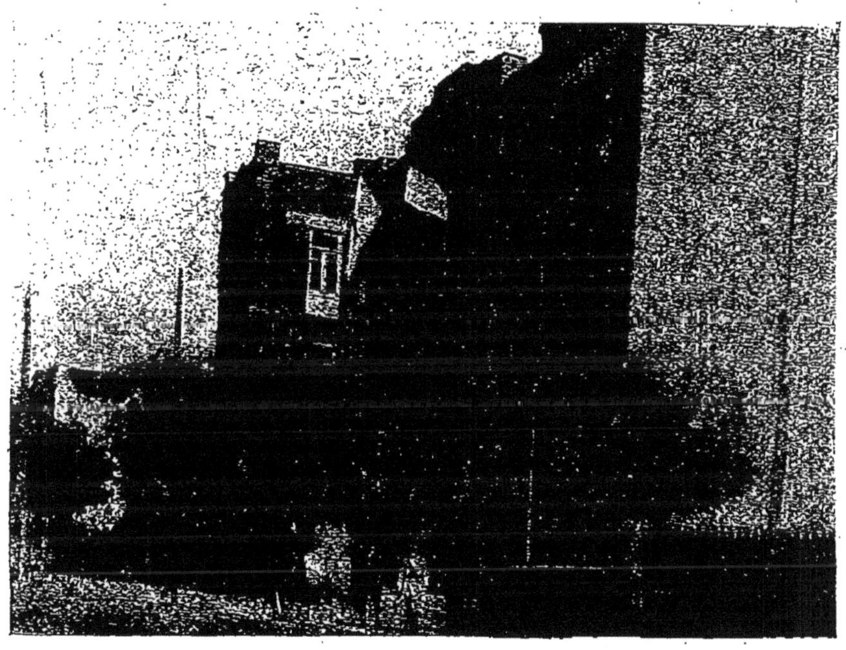

FIG. 8. — FAÇADE DE L'HÔPITAL CHIRURGICAL FRANÇAIS DONNANT SUR LA RIVE GAUCHE DE LA COURA.

cienne dans ces jours sombres mettait son espoir dans la protection de notre drapeau et de notre infime poignée de Français. Chose intéressante aussi, notre présence française a certainement retenu des massacres massifs en imminence. Le prestige de la France était si grand qu'on a bien senti que là où elle était, même si faiblement représentée, les forces déchaînées devaient le respect ; et le tavarich épargna la ville dominée de notre drapeau tricolore ; l'étendard de la France flottait si pur et si glorieux que des turpitudes sanglantes entre races jalouses n'osèrent devant lui éclater et étaler leur honte. Pendant ce temps le front occidental russe craquait de toutes parts, sans éveiller d'inquiétude dans la masse populaire. La dernière et simpliste interprétation russe était celle-ci : « Si l'on recule, c'est que la Russie est très grande et cela permet de dégager le front occidental. Nous faisons une œuvre méritoire et utile pour les Alliés. Toutes nos troupes abandonnant, les Allemands s'enfoncent de plus en plus dans notre pays... » Il est étonnant de constater chez le peuple la persistance d'idées puériles basées sur un fait ancien qui continue à frapper les imaginations : il vit du vieux souvenir de la ventouse faite sur Napoléon enfermé dans Moscou en flammes et de sa Grande Armée anéantie sous les tourmentes, et invoque l'enfantine notion que le seul fait de pénétrer indûment dans son pays c'est la perdition certaine dans l'immensité de la steppe et le gouffre des neiges lentes, qui en tombant tissent un lourd linceul pour un ennemi qu'on n'a pas eu même la peine de combattre et de tuer ! Ses glaces lui semblent un palladium, sa neige un Zaïmph et son climat terrible un rempart atmosphérique plus résistant et impénétrable que la pierre.

Le sens du patriotisme n'est d'ailleurs pas épanoui dans les masses; il est même fœtal pour ne pas dire tout à fait absent souvent. Il ne faut pas leur en faire un grief extrême : la Russie est un tel échiquier géographique et ethnique ! Le Lapon de Mourmansk et de Kandelackcha ou le Finlandais d'Arkangel, et le fin Géorgien du Transcaucase sont aux deux pôles entre lesquels sont un monde et un creuset de races. L'amour de la terre natale, né de la glèbe et de la vie locales est universel, car ses racines profondes sont presque exclusivement sentimentales; il est filial comme celui de l'être qu'une force intuitive et animale lie à la mère qui l'a enfanté ! L'amour de la Patrie est un amour fait de famille élargie, de foyers multipliés, d'associations variées reliées en faisceau par un lien tressé d'identiques affinités et il n'arrive à se couler dans une forme pleine, définitive et cohérente, qu'après l'évolution d'une longue histoire dont les blocs d'assises sont toujours cimentés de sang fraternel et étranger, qu'après s'être limité dans une formule géographique adéquate et harmonieuse et quand, enfin, une même frondaison de pensée frissonne du même souffle d'âme, s'anime de la même intelligence, se soutient de la même volonté.

Quant à la noblesse russe et géorgienne, à la société cultivée de là-bas, ce sens de la Patrie n'échappe pas, car l'intelligence géné-

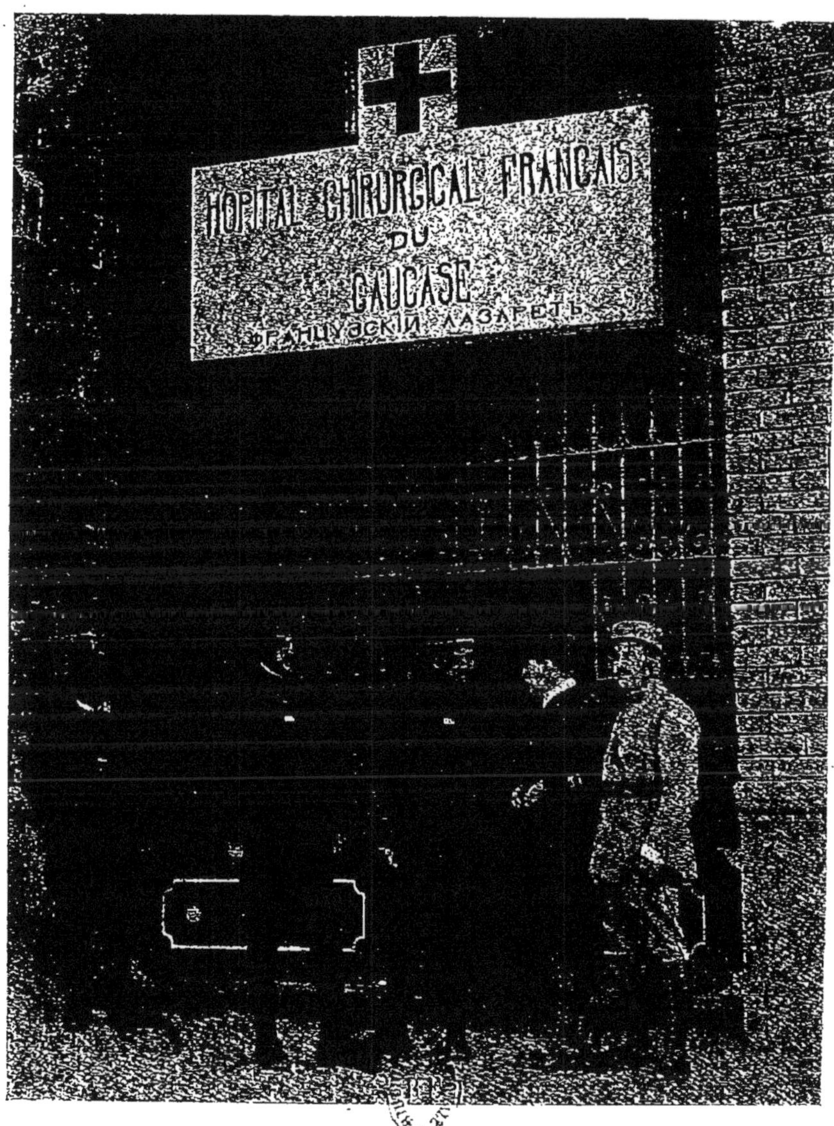

FIG. 9. — PORTAIL DE L'ENTRÉE PRINCIPALE DE L'HÔPITAL FRANÇAIS.
On remarque l'inscription russe : *Franzouski-Lazaret :* Hôpital Français.

rale, l'instruction et l'éducation, la connaissance historique de leur pays, les voyages et les séjours à l'étranger, les devoirs et les fonctions anciennement remplis et souvent dignement, malgré des fautes ou des abus inévitables dus au régime, les dévouements et les larges sacrifices de vie à la cause commune, leur en donnent pleine conscience.

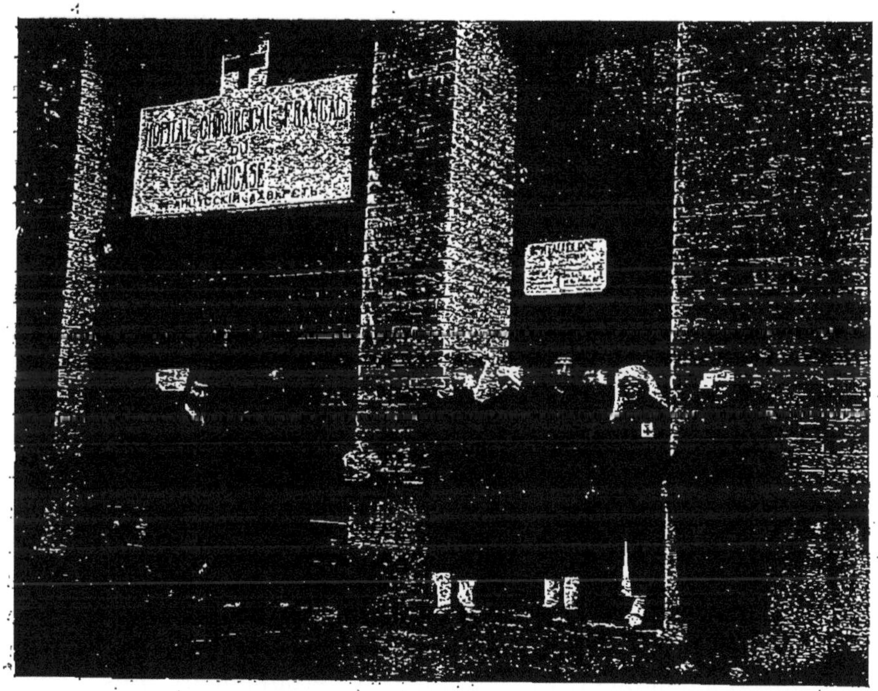

FIG. 10. — ENTRÉE PRINCIPALE DE L'HÔPITAL CHIRURGICAL FRANÇAIS ET ENTRÉE DU SERVICE OPHTALMOLOGIQUE.

Elles m'ont paru, en face de ce bouleversement national et social, animées du sentiment de la grande société de notre XVIIIe siècle quand éclata la Révolution. Comme elle, elles se sentent avec raison la fine fleur raffinée d'intelligence, de culture et de mœurs civilisées ayant d'ailleurs largement payé sa dette de sang à la Patrie qui, évidemment, leur présente plus de signification qu'au moujick ahanant sur son sillon et qu'au bolchevick, instinctif destructeur, qui n'a aucune lueur directrice sous la voûte obscure de son crâne induré.

Cela ne veut pas dire qu'elles souhaitent le retour de l'ancien tsarisme qui comportait ses gangrènes et ses imperfections qu'elles n'ignoraient et n'approuvaient pas d'ailleurs; mais tout, plutôt que la submersion sous le flot de barbarie et d'appétits bestiaux montant des couches profondes de l'ignorance et de la souffrance purement animales qui ne peuvent toutes seules, dans la complexité d'un organisme social, accéder à la clarté des saines idées et aux justices dues et espérées. Comme pour les individus, le bonheur d'un pays et des classes est une résultante provenant de la mutualité des concessions et de la communauté de tous les efforts, chacun apportant d'un cœur ouvert tout ce qu'il peut, tout ce qu'il sait, tout ce qu'il doit.

Il n'est donc pas étonnant que la population éclairée se tournât du côté de la venue de la force protectrice, de l'ordre, du maintien des possibilités de la vie et du travail. Au Caucase, elle l'a espérée et attendue des Alliés et surtout des Français qui lui étaient vraiment sympathiques. Le prince Georges *Orbeliani*, descendant des anciens rois de Géorgie, homme d'une intelligence supérieure et de connaissances universelles, républicain, que j'interwievai avec mon secrétaire Mevel, nous disait souhaiter l'indépendance de la Géorgie avec un protectorat français. Cette interview fut reproduite par *Excelsior*. Le Caucase était à qui voulait le prendre à un moment. Quelques régiments français ou anglais y auraient reçu une triomphale bienvenue. Malheureusement, au milieu de tous ces conflits, de toute cette désagrégation ethnique et sociale, un cercle de strangulation de cette grande région est allé se resserrant; on s'est dirigé là où on croyait échapper à l'étouffement. Les Caucasiens savaient parfaitement que tout ce qui s'édifiait dans leur pays était fissuré de fragilité et que c'était le règne de l'éphémère en attendant les durables solutions subordonnées à la Victoire occidentale : c'est sur le sol de France que se jouait le sort des terres les plus lointaines.

En somme, pendant notre séjour de neuf mois au Caucase, trois dangers ont menacé Tiflis : la prise de la ville par l'armée russe du front du Caucase, désagrégée et s'écoulant vers la Russie, les tentatives des bolchevicks pour s'emparer du pouvoir de la Géorgie, l'avance turco-allemande. C'est à cette dernière qu'elle a succombé, c'est devant elle que nous avons, juste à temps, dû nous retirer.

Les bolchevicks ont tenté à maintes reprises de régner à Tiflis, d'où un état d'anarchie inouïe qui a duré plusieurs mois et des troubles révolutionnaires qui ont plongé la ville dans une insécurité

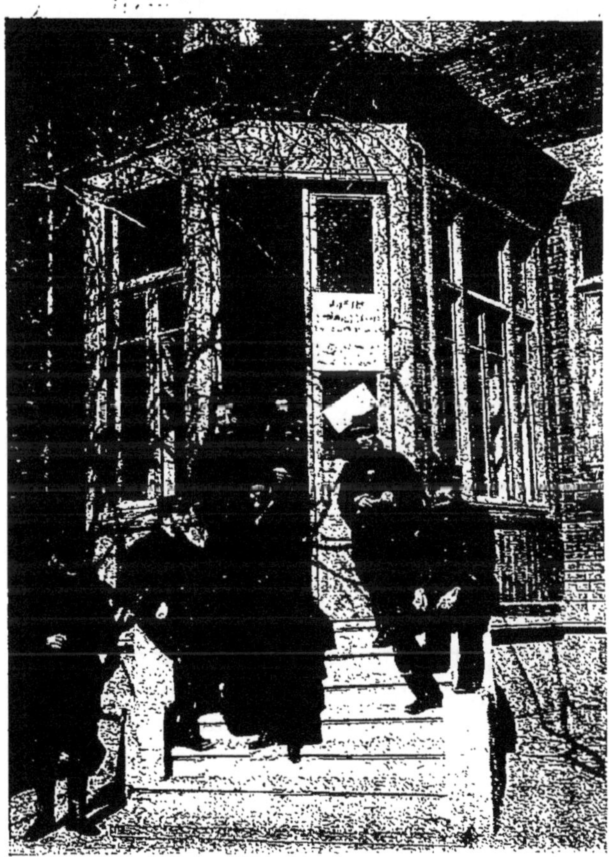

FIG. 11. — ENTRÉE DES SERVICES ADMINISTRATIFS DE L'HÔPITAL FRANÇAIS.

absolue et l'ont ignoblement ensanglantée; il n'y a pas eu de massacres en masse de races comme on aurait pu le craindre, ainsi que je le dis plus haut, mais des actes multipliés de brigandage, d'assassinat et de vol, des batailles entre soldats de partis opposés, des tentatives de prise de l'Hôtel-de-Ville et du Palais du Gouverneur, des Gares et de l'Arsenal, des fusillades jour et nuit qui ren-

3

daient la rue fort dangereuse, ce qui n'a pas empêché nos poilus d'aller à leurs devoirs et même à leurs plaisirs, le jeu valant bien la chandelle, semblait-il! Le coq gaulois n'a pas d'heure, et il n'est pas triomphal chanteur qu'à l'aurore!

Ces journées révolutionnaires et anarchiques ont eu lieu surtout pendant les mois de novembre, de décembre 1917, janvier, février, mars 1918.

Nous eûmes d'ailleurs nous-mêmes à souffrir de certains méfaits avant cette époque. C'est ainsi qu'au début d'août 1917, tandis que la mission *Caujolle*, dont le chirurgien était mon distingué ami le Dr Riberolles, qui devait aller en Perse, séjournait à Tiflis, un de ses infirmiers, *Goudeman*, qui avait fait noblement son devoir sur le front français, fut lâchement assassiné dans le quartier de Mouchtaïd par un Géorgien qui lui logea une balle en plein cœur dans une discussion où il craignait le poing du Français. Ma mission aussi, le 11 septembre, vit l'hôpital envahi à main armée par des tavariches qui avaient la prétention de descendre notre pavillon français, croyant avoir affaire, à cause d'une vague ressemblance, au drapeau de l'ancien régime russe : ainsi ces brutes ne connaissaient pas exactement les couleurs qu'ils abhorraient! En mon absence, ils furent expulsés avec énergie, malgré la menace de leurs revolvers, par quelques-uns de nos infirmiers parmi lesquels mon secrétaire *Mével* montra la plus fière attitude. Je me plaignis au Député commissaire du Gouvernement *Papagenoff*, qui exprima ses regrets de l'incident et ouvrit une enquête; mais que pouvait-on contre ces individus qui ne furent pas inquiétés? Cependant ils n'osèrent jamais recommencer, grâce à l'attitude décidée de nos soldats.

Une nuit, alors qu'il rentrait, mon camarade et ami, le major *Sarlabous*, fut visé sous ma fenêtre par un coup de feu qui, miraculeusement, ne le toucha pas.

Entre autres occasions, j'assistai, avec mon officier d'administration *Naudy*, à une des affaires de la dégradation forcée et de l'arrachement des épaulettes des officiers qui passaient dans les rues : parmi plusieurs tués, un soldat fut frappé non loin de nous, porté à notre hôpital où je l'opérai d'urgence le lendemain matin et, au cours de l'intervention, j'eus la malchance de me faire une piqûre anatomique qui m'immobilisa pendant cinquante jours. Des officiers qui défendaient des femmes étaient assassinés et jetés dans la rivière. La haine féroce ne connaissant plus de limites et ne respectant même plus le repos de la mort, un groupe de bandits força un jour l'hôpital Michaëlowich pour réclamer un cadavre haï dont ils tranchèrent la tête qu'ils donnèrent à dévorer aux porcs !...

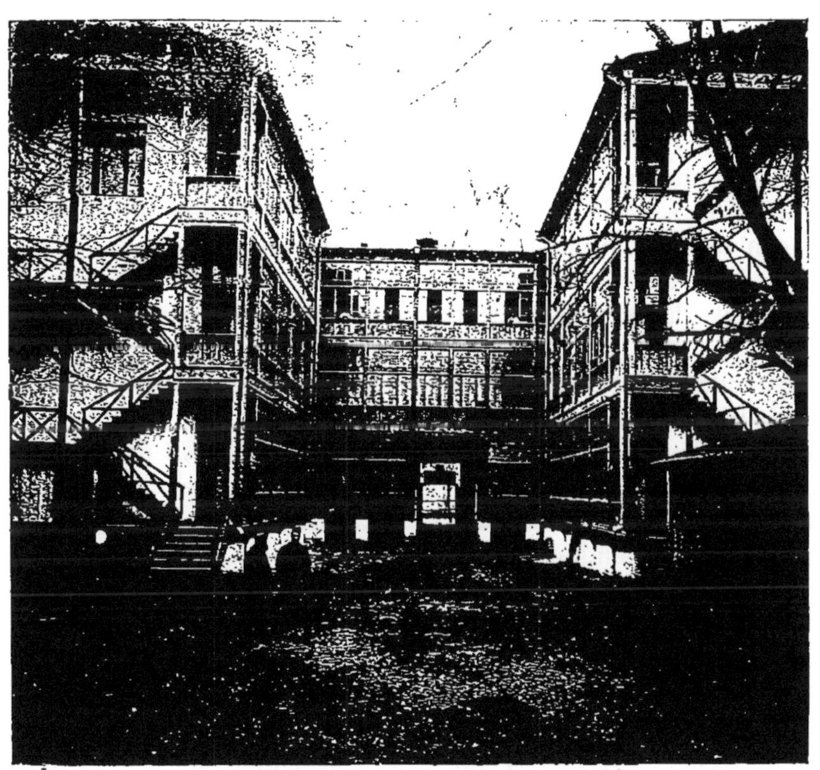

FIG. 12. — L'HÔPITAL CHIRURGICAL FRANÇAIS.
Vue sur la cour intérieure.

J'ai visité avec mon ami le docteur *Issakian* les sous-sols de cet hôpital où était la Prosecture et où l'on apportait les assassinés de la nuit : j'ai vu là l'horrible charnier accumulé par le déchaînement de barbarie qui n'épargnait ni les enfants, ni les femmes, ni les vieillards affreusement mutilés et roulés dans des mares de sang où mon pied glissait.

C'est au milieu de ces tristes événements, alors que la correspondance commençait à se faire de plus en plus rare, que j'appris la mort d'un frère qui avait commandé et défendu avec héroïsme et succès le fort de Froideterre, un des ouvrages avancés de Verdun[1]. Les consuls étrangers, celui d'Amérique le premier, le général *Tamantcheff*, le prince *Napoléon Murat*, s'empressèrent de m'apporter leurs condoléances.

A propos de correspondance, ce n'est que 67 jours après notre départ de France que nous reçûmes le premier courrier. La rareté ou l'absence de nouvelles, loin de son pays, est une véritable torture. Il faut l'avoir subie pour savoir combien elle est démoralisante. Quand un courrier arrivait, c'était un cri de joie, on se jetait sur les sacs de lettres comme des affamés sur une pâture, à la façon des esclaves des meules libérés par Salambô ; bientôt éclatait la violence des jurons de ceux qui n'avaient rien reçu ou n'avaient pas la lettre d'élection dans leur lot ; d'autres s'éloignaient pour cacher des larmes secrètes. Dans les derniers mois toute correspondance est suspendue, le télégraphe ne fonctionne plus, la voie indo-européenne est coupée aussi ; nous avions renoncé à l'espoir de toute nouvelle et à écrire. Seuls arrivaient des communiqués allemands tendancieux, qui n'étaient guère de nature à nous réjouir. Mais si le moral de la Formation fut affecté, mes hommes ont cependant supporté ce manque de nouvelles, de lettres, de journaux, cette séparation totale du pays et de la famille, avec courage.

Les trois derniers mois que nous passâmes à Tiflis furent très peu heureux ; la situation commence déjà à se dessiner nettement en défaveur des Alliés, leur cause ne semblant pas devoir l'emporter ; car malgré les efforts faits par eux pour substituer à la disparition des 450.000 Russes qui désertèrent le front du Caucase, des armées empruntées aux différents éléments surtout géorgiens et arméniens, qui avaient intérêt à défendre leur pays contre la menace des Turcs, rien n'a pu enrayer la venue de ces derniers.

Il y a eu des rivalités de races, des intérêts opposés, des défaillances, des défections, des trahisons même, le tout habilement provoqué et exploité par une propagande allemande intensive.

1. Voir *Revue des Deux Mondes*, 1er décembre 1917 : « l'Assaut repoussé », par Pierre Troyon.

Les armées russes n'existant plus, les armées géorgienne et arménienne, qui avaient cependant le nombre supérieur à celui des Turcs, ne combattant pas ou si peu, notre présence de Mission sanitaire venue porter son aide à la Russie et qui, le Caucase s'en étant séparé, avait reporté cette aide sur la Géorgie et l'Arménie, n'avait plus sa raison d'être.

En fait, le front russo-turc n'existant plus, le but de notre Mission était achevé et nous aurions dû rejoindre selon les ordres les autres Missions sanitaires de *Kiew*, de *Tarnopol*, et les Missions d'aviation et d'artillerie qui s'étaient concentrées à *Vologda* et qui sont rentrées en France bien avant nous.

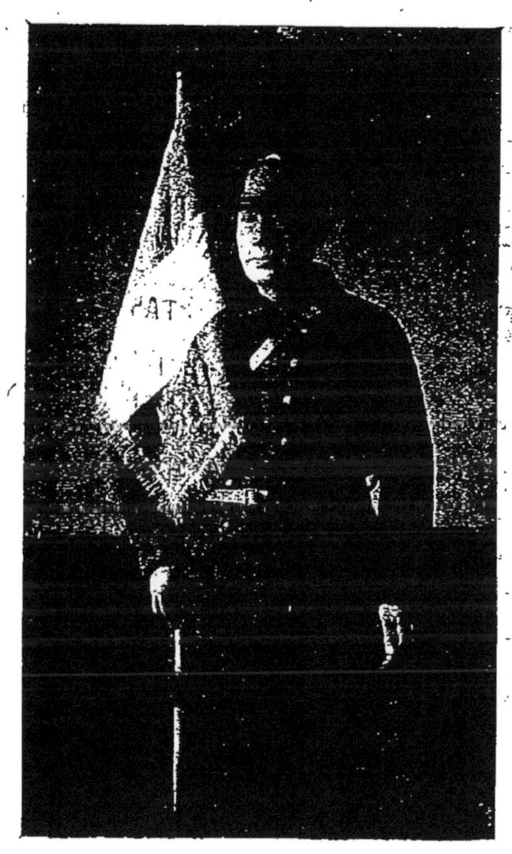

FIG. 13. — LE FANION DE LA MISSION SANITAIRE OFFERT PAR LES DAMES DE LA COLONIE FRANÇAISE DE TIFLIS.
Infirmier Renard : aide-pharmacien.

Nous avons dû rester sans travail et sans motif, sous l'effet de circonstances complexes habilement maniées, mais qui ne tendaient à rien moins qu'à temporiser dans le but évident de faire faire notre Formation prisonnière par les Turco-Boches attendus avec certitude par des hommes de gouvernement germanophiles travaillant pour eux. On devine sans peine l'angoisse qui me poignait, ainsi que quelques-uns d'entre nous bien informés, qui voyaient juste et pour qui cela ne faisait pas l'ombre d'un doute.

Dès le début de février 1918, la Perse, pour des motifs que

l'on sait en haut lieu, a fermé ses frontières. Nous pouvons déjà songer à notre départ, pendant qu'il en est temps encore. Dans différents milieux amis de Tiflis, on nous conseille vivement, malgré le désir qu'on a de nous conserver le plus longtemps possible, d'y penser sérieusement si nous ne voulons pas nous heurter à de grandes difficultés que l'on prévoit prochaines. Je me vois obligé de renoncer à aller à *Tauris*, en Perse, pour accomplir la petite mission dont m'avait chargé *S. E. Samad-Khan*, auprès du Valiad et de m'en rapporter à *S. E. Cherif-ed-Doulet*, consul général de Perse à *Tiflis*, homme très fin et fort aimable avec lequel j'ai eu les meilleurs rapports.

Le 25 février, la situation devient réellement mauvaise : le cercle se resserre autour du Caucase; de hautes personnalités amies, même des Tartares qui sont loyaux, nous poussent à partir et nous en offrent les moyens en s'entremettant pour notre libre passage sur la ligne de *Bakou*.

Le 1er mars, on annonce la prise de *Trébizonde* par les Turcs : le général *Liakoff*, homme de grand talent militaire qui l'avait emportée lorsqu'il y avait une armée russe du Caucase, vint plusieurs fois à notre hôpital déjeuner avec nous. Le lendemain, les délégués du Gouvernement du Caucase, qui veut la paix à tout prix, partent pour *Trébizonde*.

Quelques jours après, les docteurs *Valvariantz*, *Teracopian*, *Chardilquianz*, viennent me trouver et me demandent de transporter notre hôpital à *Alexandropol* ou *Kars* où il n'ont pas de moyens sanitaires, les Arméniens voulant tenter de se défendre contre les Turcs de ce côté de la frontière.

Le 16 mars, *Erzeroum* est pris par les Turcs avec des forces infimes, ils ne rencontrèrent pas de résistance. Et cependant il s'agissait d'une place jouissant de moyens de défense et d'une situation formidables. Le général *Préjevalski*, qui eut la principale part dans la prise de cette ville en 1915, me raconta, dans un dîner où il nous fit l'honneur d'assister, qu'il n'avait pu en venir à bout que parce qu'il en connaissait tous les sentiers et tous les détours dans la montagne, l'ayant habitée pendant 10 ans.

Dès lors, notre situation de sanitaires devient très grave, et même un peu ridicule. Il n'y a rien à espérer faire au Caucase; fatalement les Turco-Allemands doivent en être les maîtres. C'est une affaire de jours. Tout le monde le sait. Une seule chose devrait

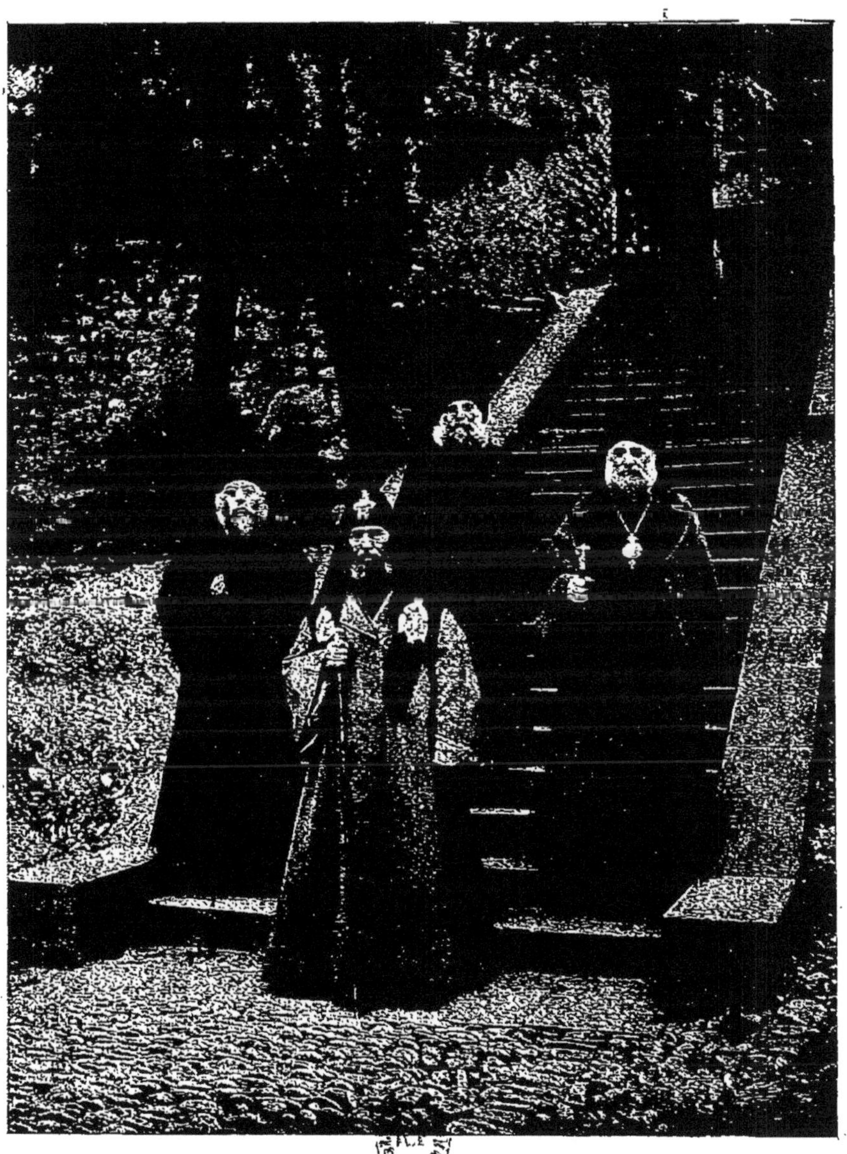

Fig. 14. — Le nouveau pape de Géorgie, Kirion II, élu a la fête nationale de Géorgie, a Mt Chket après cent ans de papauté au Caucase.

importer pour les Français et les Anglais : se retirer dans les meilleures conditions possibles. Dans divers milieux importants de Tiflis on est étonné du retard que nous apportons à notre départ, alors qu'on sait l'avance certaine des Turcs. En même temps ont lieu de nouveaux troubles dans la ville et des luttes entre les bolchevicks et les troupes gouvernementales.

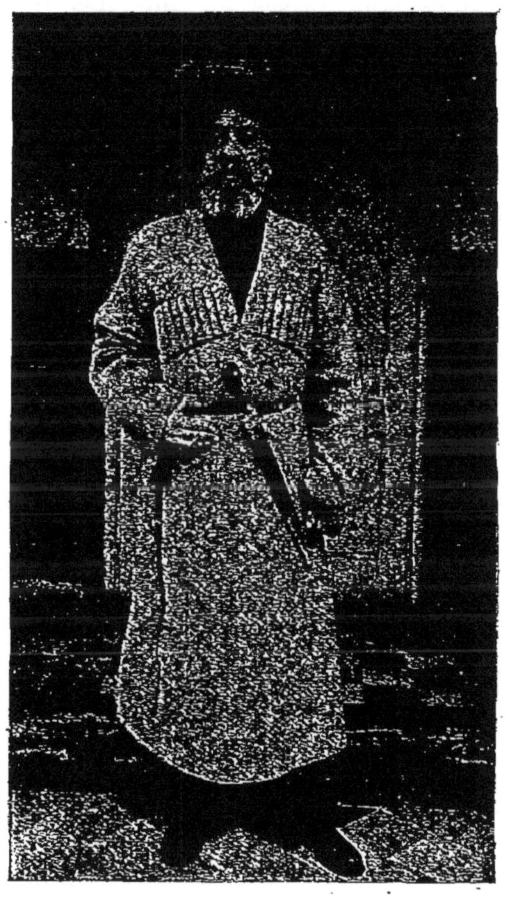

Fig. 15. — Le prince Georges Orbeliani.
Une des personnalités politiques les plus éminentes du Caucase.

Anxieux, nous nous demandons par où nous pourrons bien retourner, si nous passerions par la Perse ou par la Russie, par *Bakou* ou *Vladicaucaz* et même si nous ne serions pas obligés de regagner la France par le Transsibérien et *Vladivostock*, faisant ainsi le tour du monde.

Le 11 avril a lieu la prise de *Batoum* par les troupes turques. Le chef du Gouvernement du Caucase, *Guéguetchcory* écrit une lettre de pure politesse, de complaisance même, pour nous faire rester, prétextant qu'on pouvait avoir besoin de nous car on allait continuer la guerre, ce qui était absolument faux et il le savait bien : du reste, il tombait du pouvoir le lendemain[1].

(1) Il m'est cependant agréable de dire que M. Guéguetchcory a suivi toujours

Pendant ce temps, l'emprise allemande est de plus en plus manifeste; la propagande germanique se fait de plus en plus ouvertement; des officiers allemands se promènent déjà en uniforme dans la ville; un journal paraît en allemand; des dispositions économiques sont prises en vue des intérêts allemands; des fêtes prochaines de réception allemande s'organisent; différents milieux que nous fréquentons, obligés de prendre posture pour leur sauvegarde, deviennent de plus en plus germanophiles et s'affirment. Dans certaines familles tifliciennes, auprès de quelques relations, j'ai des discussions fort vives bien que courtoises, car il nous est difficile d'entendre que « Wilhem II est un génie... » et que « les Allemands sont d'une écrasante supériorité ». L'indignation me fait trouver des accents éloquents qui émeuvent et me valent plusieurs fois cette réponse : « Vous êtes extraordinaires, vous les Français, vous ne désespérez pas! Quelle surprenante confiance vous avez en vous! » J'estime que c'est le plus grand éloge que nous ayons reçu. Tout ce que l'on voudra, mais ne pas entendre que Guillaume est un génie comparable à celui de Napoléon et que la race allemande est la race élue par la grâce d'en Haut! Les événements nous donnent actuellement raison et récompensent cette confiance inaltérable. En tout cas, je suis sûr, que de charmantes petites femmes dans leurs luxueux salons doivent se souvenir de mes accents de juste colère et de mes éclats de rire sceptiques sur la force mondiale germanique. Je n'aime pas d'ailleurs qu'on décerne devant moi, à la légère, des brevets de génie; il me semble que c'est porter une atteinte sacrilège à ceux qui sont consacrés du plus grand des noms! Dans une de ces circonstances, des Anglais présents se levèrent après mon apostrophe, courtoise du reste, et vinrent me serrer la main avec effusion : j'avais terrassé sur leur sofa, par la véhémence de la parole et la sincérité violente d'un sentiment sûr, ces germanophiles gallinacées caquetantes!

Le 22 avril est proclamée l'indépendance du Caucase. Indépendance! Scission définitive d'avec la Russie, oui, mais dépendance sous la main-mise allemande! Nous savons à quoi nous en tenir maintenant. Une grande comédie s'est jouée là-bas aux actes et aux scènes successivement prévus et attendus.

en Géorgie une politique francophile, ainsi d'ailleurs que MM. Tcheritzé et Tseretelli, les délégués de la République Géorgienne à la Conférence de la paix.

Pareils à ceux décrits par Xavier de Maistre, nous étions les nouveaux « Prisonniers du Caucase ».

Un officier est envoyé en reconnaissance du côté de *Poti* sur la Mer Noire : on ne peut pas passer. Le Commandement tartare, d'accord avec les Turcs, refuse de laisser passer notre train sanitaire sur la ligne de *Bakou* vers la Caspienne. Il ne nous reste

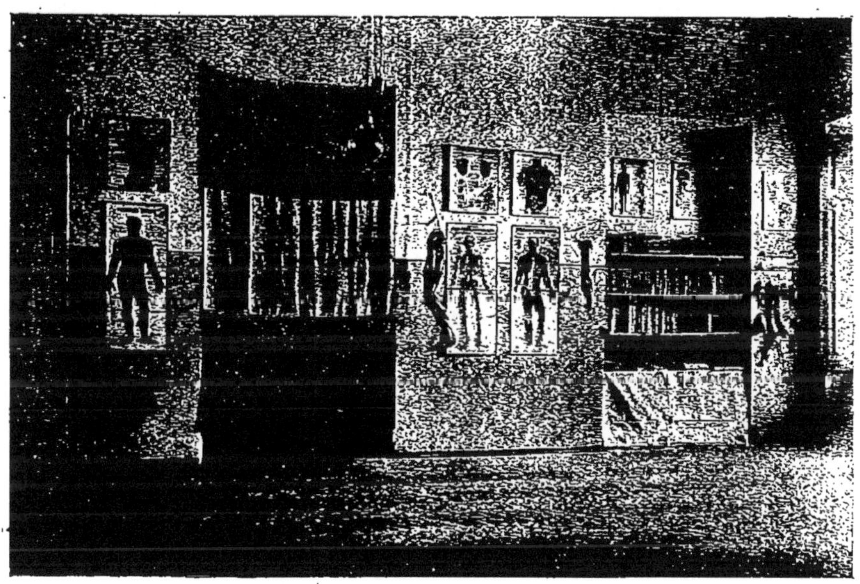

FIG. 16. — LE CABINET DE TRAVAIL DU MÉDECIN-CHEF.
A remarquer les planches murales anatomiques et les moulages anatomiques en carton-pâte coloriés et démontables.

plus qu'à nous retirer par la montagne, traverser le Caucase par la route géorgienne, peu sûre, et gagner *Vladicaucaz*.

Je suis obligé de faire décharger le train sanitaire que nous avions admirablement organisé, et de faire les apprêts d'un convoi de camions automobiles et d'arbas, ce qui m'oblige à laisser une partie du matériel que j'espérais emmener.

Le 11 mai, je remets l'hôpital entre les mains du Service de Santé et de la Chancellerie des logements.

Notre Hôpital Français a joui d'un tel prestige et faisait l'effet d'une si belle organisation qu'on se l'est disputé à l'envi pour nous y succéder : divers comités géorgiens, arméniens, Service de Santé, Ville, entreprises privées voulaient l'avoir. Finalement le 12 mai, il est occupé par un contingent qui doit former à notre place un hôpital pour l'armée géorgienne. En un clin d'œil, dois-je le dire ? cet hôpital, que nous avons eu tant de peine à tenir propre, est rendu à la pouillerie, à la saleté, au gris, au désordre et à l'odeur spéciale.

Mais la Géorgie était devenue tellement libre sous la tutelle allemande que cette possession ne dura pas plus de 4 jours, l'autorité allemande étant venue le lendemain de notre départ et ayant donné à l'Hôpital Géorgien 24 heures pour déguerpir !...

L'Hôpital Chirurgical français du Caucase a duré 9 mois.

III

L'ŒUVRE DE LA MISSION SANITAIRE CHIRURGICALE FRANÇAISE DU CAUCASE

LE TRAVAIL. — LA PROPAGANDE

Voyons maintenant l'œuvre accomplie par la Mission pendant le long séjour de 9 mois à Tiflis. Comme je l'ai dit au début, nous devions tout d'abord apporter notre concours sanitaire efficace au front du Caucase, au « *Kavkazki front* », comme nous aimions à le répéter en riant. Nous étions partis sérieusement, méticuleusement, méthodiquement outillés pour cela.

Mais à côté de ce travail effectif, nous avions à jouer un rôle fort important, très haut, très séduisant et souvent délicat au milieu de la situation extrêmement complexe du Caucase, due au mélange de races, aux intérêts opposés, à la situation militaire et politique, au sourd travail de dénigrement de nos ennemis : celui de rehausser le prestige de notre pays par le côté intellectuel, de montrer la beauté et la richesse de la science française là où la science allemande a cherché à s'implanter à l'exclusion de toutes les autres, affirmant qu'elle seule détient la vérité, la mise au point et le progrès, ce qui est contraire à la définition même de la Science, et comme si la Science n'avait pas pour essence d'être universelle d'origine, de concours, de labeur et de but.

Et puis, chose aisée auprès de gens si bien disposés à nous accueillir, nous devions faire aimer la France. La France ! *Paris* ! on ne saurait croire, combien ces mots pour l'étranger de là-bas contiennent de magie. Malgré nos revers, nos détresses, nos diminutions apparentes, notre petite place géographique, la France, avant même notre gloire relevée, notre solidité de métal pur, notre vitalité merveilleuse de race, notre résistance prodigieuse prouvées dans cette guerre d'intelligence, d'organisation, de science, de courage et de volonté, où nous avons fait reparaître d'une manière éclatante toutes nos vertus et toutes nos qualités qui semblaient dormir pour un plus fier réveil, la France, avant même cette suprême évidence dernière, était restée vêtue si splendidement d'histoire glorieuse et rayonnait si lumineusement de force civilisatrice, elle avait légué au monde un tel héritage de savoir, de culture raffinée, de beauté, de pensée et d'art, que la seule évocation de son nom dans ces pays lointains éclairait les visages qui le prononçaient et suscitait l'admiration, l'amitié et l'amour !

Oui, nous avions conservé l'admiration et l'affection du monde civilisé — hors la Nation jalouse et rapace de tout, aussi bien des choses spirituelles que des matérielles. La Force seule est une brute immonde : on la subit comme un cataclysme. La Force avec la Vérité et la Justice est une divinité : on la respecte et l'admire ; ce respect va à la mort des héros qui ont prouvé la puissance combattante, cette admiration va au triomphe de la sainte cause du Droit. Aujourd'hui, nous avons augmenté l'admiration et repris le respect! Je suis sûr qu'à l'heure actuelle, au Caucase, malgré notre retraite, on doit garder le souvenir de notre effort qui n'apparaîtra plus stérile, on doit éprouver malgré des entraves éphémères, le respect pour la Force triomphatrice et légitime qui s'affirme; je suis sûr aussi qu'on aime la France davantage et qu'on l'espère et l'attend! Il n'aura pas été inutile que nous soyons passés par là!

La propagande française, je l'ai poursuivie de toutes mes forces par le fait, la parole, la presse, les relations. Nous aurions pu faire mieux encore. Instruits par l'expérience, si c'était à recommencer nous ferions des miracles. Mais voilà ! la difficulté d'une telle tâche c'est que c'est une genèse : on enfante dans le chaos et l'inconnu, malgré les prévisions les plus sages et les plus étudiées. Qui pouvait prévoir quand nous partîmes vers la Russie une telle Révolution, un tel déchaînement de forces contraires, un tel isolement empêchant toute action concertée, nous privant de tout appui et de toute direction utile? Bien heureux d'avoir semé, d'avoir créé quelque chose de viable, d'avoir préparé de nouvelles renaissances, d'avoir conquis l'estime! Et d'avoir résisté par la vertu de l'honnêteté, de la patience, de la sagesse et du bon sens à tous les assauts et surmonté toutes les difficultés, c'est déjà une victoire et une récompense. Pour ma modeste part, je les ai goûtées avant que de quitter Tiflis, car j'ai la certitude d'avoir conquis ces âmes étrangères et de les avoir rendues parentes de la nôtre. Les Alliés aussi, les Anglais, m'ont été et nous ont été amis; c'était naturel, malgré les différences de tempérament. Cette conquête est facile, il n'y a qu'à avoir du cœur et en faire l'offrande totale : rien ne résiste au torrent de sa chaleur généreuse! Ceux qui n'ont pas su être bien avec

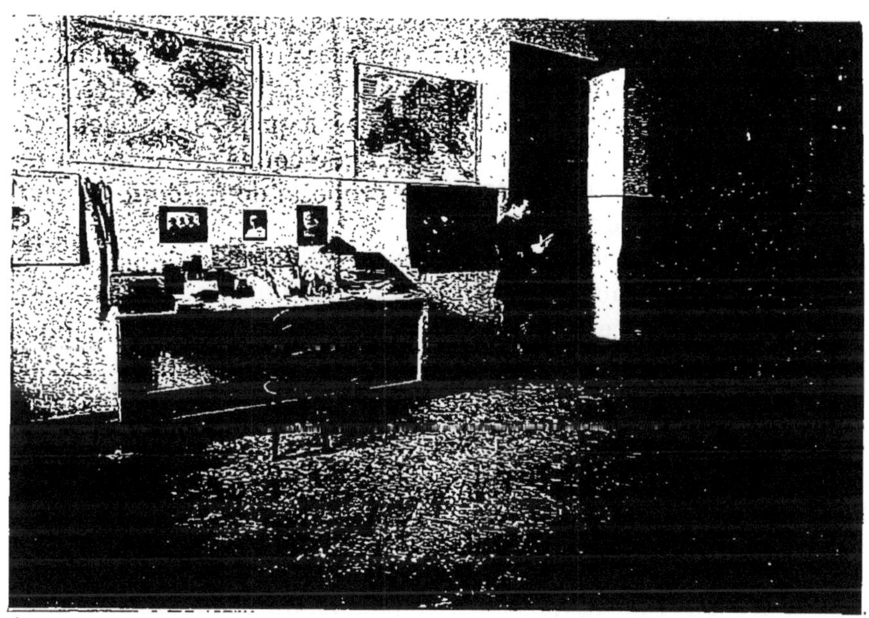

FIG. 17. — LE CABINET DE TRAVAIL DU MÉDECIN-CHEF.
A remarquer les belles cartes géographiques de toutes les parties du monde que j'avais apportées de France.

eux pas plus qu'avec d'autres groupements ethniques n'étaient que des lourdauds sans intuition et sans subtilité.

1° Propagande par le fait

La Propagande par le fait a été basée sur le fonctionnement proprement dit de l'hôpital français et sur notre action, en dehors de l'hôpital, au point de vue scientifique.

Dans ma première visite au Directeur de santé russe, M. *Tissiakoff*, je spécifiai que notre hôpital serait exclusivement chirurgical. Je me refusai à admettre des malades médicaux et contagieux, car il était déjà question de nous constituer hôpital mixte. Cette condition formelle devait répondre au but de la Mission sanitaire qui était de soigner les blessés du front du Caucase et d'éviter l'introduction des maladies contagieuses nuisibles au contingent de ma formation que je tenais avant tout à ramener indemne. J'ai évité les abus qui s'étaient produits dans les Missions de Roumanie où tant de médecins français sont morts de typhus, désignés pour une tâche autre que la spécialité pour laquelle ils avaient été envoyés. M. *Tissiakoff* accepta d'ailleurs de bonne grâce devant ma fermeté le titre bien explicite que je proposai de : *Hôpital chirurgical français du Caucase.*

Nous avons fonctionné d'une façon régulière et intensive du 1er novembre 1917 au 1er mai 1918. J'ai pratiqué toutes les opérations pendant cette période : chirurgie crânienne, thoracique, abdominale, des membres, etc... Nous avons hospitalisé plus de 600 malades. La mortalité a été nulle, à part un cas de tétanos. La petite « salle de Morgagni », que j'avais fait construire et à laquelle j'avais donné le nom des deux célèbres anatomistes français qui avaient été mes maîtres : *Charpy* (de Toulouse), *Farabeuf* (de Paris), n'a jamais servi.

Le succès de l'hôpital a été tel que les malades étaient obligés d'attendre leur tour et de s'inscrire jusqu'à quinze jours à l'avance. J'avais dû créer un dortoir spécial pour les officiers, et ces derniers, quand il n'y avait plus de place, préféraient prendre un lit dans les dortoirs communs que de ne pas être admis, ou d'attendre. C'est ce qui est arrivé, entre autres, pour un colonel tartare, géant de près de 2 mètres aux allures de prince, parlant le français avec la pureté d'accent d'un habitant de la Touraine et qui fumait force cigarettes, et buvait, tel Hercule, entre deux obscurs tavariches, ses voisins.

On m'a souvent posé la question suivante depuis ma rentrée, et dernièrement aussi M. le sous-secrétaire d'état du service de santé, le Dr *Mourier*, qui me faisait l'honneur de me recevoir, présenté à lui par mes très distingués amis le Dr *Jeanbrau* de Montpellier, et le Dr *Crouzon*, médecin des hôpitaux de Paris : « Mais puisque l'armée russe du front du Caucase était évanouie, quels blessés avez-vous

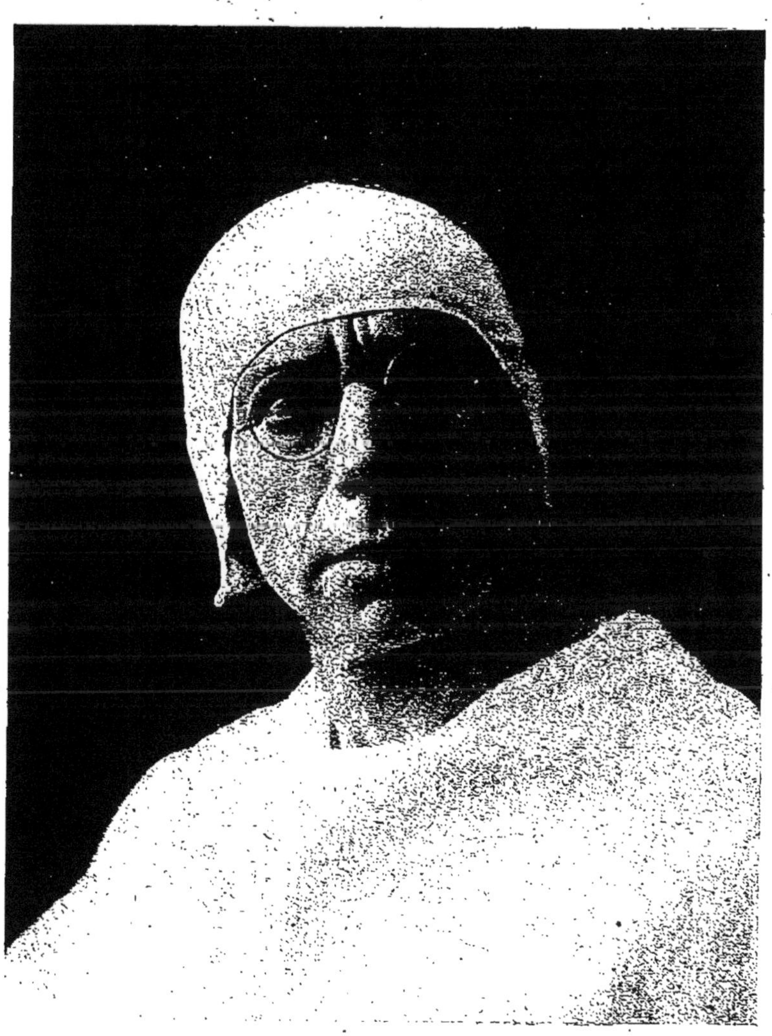

FIG. 18. — LE MÉDECIN-CHEF EN TENUE D'OPÉRATEUR.

soignés? » C'est très simple. Nous avons traité les reliquats des anciennes batailles, puis les blessés nouveaux des armées géorgienne et arménienne qui ne furent pas des foules évidemment. A un moment, nous avons assuré, en plus, presque toute la chirurgie militaire (je ne dis pas de guerre) de la ville, celle-ci, vu la dissolution du front du Caucase, fermant tour à tour ses hôpitaux, manquant d'ailleurs d'instrumentation suffisante et de matériaux de pansements et, faute de numéraire, ne pouvant subvenir aux trop

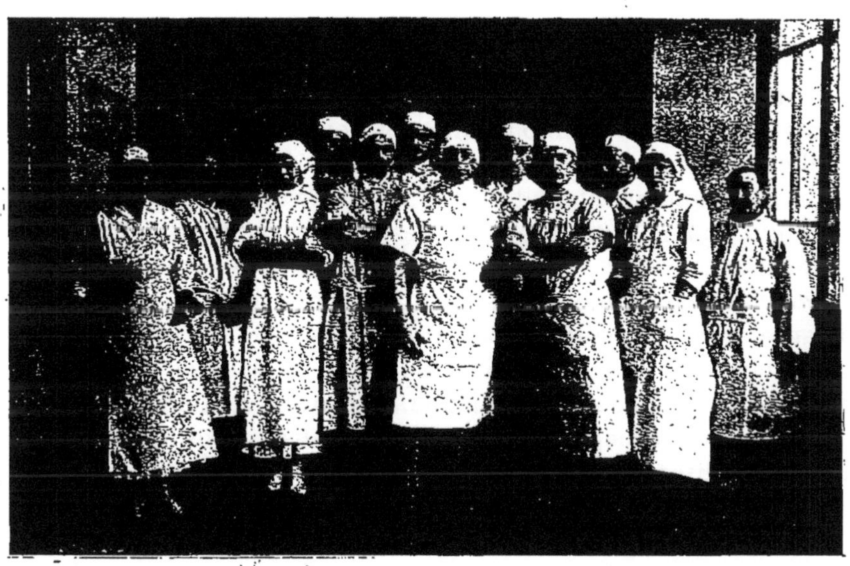

FIG. 19. — LE SERVICE CHIRURGICAL ATTACHÉ A LA SALLE D'OPÉRATIONS.

grandes dépenses d'entretien. Notre clientèle hospitalière était abondamment pourvue aussi par les blessés militaires des conflits de la rue et des journées révolutionnaires, les victimes également des crimes et les accidentés. J'ai plusieurs fois assisté à la scène tragi-comique suivante : un assassiné porté pantelant sur une civière que suivait de toute évidence son assassin qui n'avait pas été maître de son revolver, car là-bas le coup de feu part tout seul, et qui, des sanglots dans la voix, baisant mes mains, menaçant de s'occire lui-même et, dans son agitation, de faire partir la balle qu'il se destinait dans une direction peu souriante, la nôtre, et me suppliant de sauver sa victime involue!

Une nuit, je fus dérangé pour un blessé que le major X... croyait touché d'une balle dans le ventre alors qu'il l'avait en réalité dans la fesse, ce que je diagnostiquai : son assassin avait envahi ma chambre, et à genoux avait imploré mon intervention. Quand, rendu auprès du malade, je décidai, et pour cause, de ne pas l'opérer d'urgence, son camarade, le révolvériseur, crut bon de varier ses armes et me menaça de grands moulinets de sabre... un sabre magnifique et d'un beau travail! Les nuits suivantes, je fus guetté pour qu'on me fît « mon affaire » pour refus d'opération. J'y vis là le plus grand éloge, non pour moi, mais pour la science française à laquelle on attribuait un tel pouvoir divin, qu'avec sa certitude de guérir toujours, messieurs les assassins pouvaient se permettre toutes les impulsivités et toutes les fantaisies, puisqu'elles ne pouvaient avoir le caractère définitif de la mort. Des histoires d'amour étaient le plus souvent le mobile de ces actes qui commençaient autour des alcôves et finissaient sur la gâchette!

Parmi de nombreux autres exemples de ce genre, je citerai une blessure grave par balle qui pénétra dans la joue, fracassa le maxillaire inférieur, alla se loger dans la base de la langue d'où je dus l'extraire par la voie sus-hyoïdienne. Par une exception suprême et par humanité, j'acceptai une fois d'hospitaliser dans mon hôpital plein de virilités, n'ayant pu trouver de secours ailleurs, une jeune doctoresse, victime de jalousie vénérienne et qui avait reçu d'une « sistra » ou « sœur de charité », une balle qui, entrée au niveau du menton, avait été se loger dans la gouttière crico-thyroïdienne droite après avoir fracassé la lame droite du cartilage thyroïde du larynx. Une fois la malade guérie, ceux qui n'avaient pas voulu s'en charger, prétendirent que le cas était des plus faciles!

Je veux raconter aussi l'histoire d'un « voleur puni ». Un officier (?) jouant dans un grand club, perdant superbement, poursuit son gagnant, un colonel; et pendant que celui-ci était dans les W. C., accroupi pour le grand soulagement, lui crie en arménien « Haut les mains! » le fouille et rentre dans son argent perdu. Le colonel remis et receinturonné poursuit à son tour le ravisseur, lui loge une balle dans le ventre et rentre à son tour dans son argent. J'opérai d'urgence le voleur qui avait l'abdomen plein de sang et plusieurs perforations intestinales. Il guérit. Je le rencontrai plus tard, dans notre retraite du Caucase : il me manifesta sa reconnaissance en arménien, mais d'une façon tellement significative que je compris cet idiome fort dur!

Bien que l'hôpital fût exclusivement militaire, et j'ai strictement veillé à le maintenir sur ce pied, d'abord pour obéir aux instructions reçues avant de partir et pour empêcher d'être envahis par des éléments hétéroclites et aussi pour d'autres raisons que je

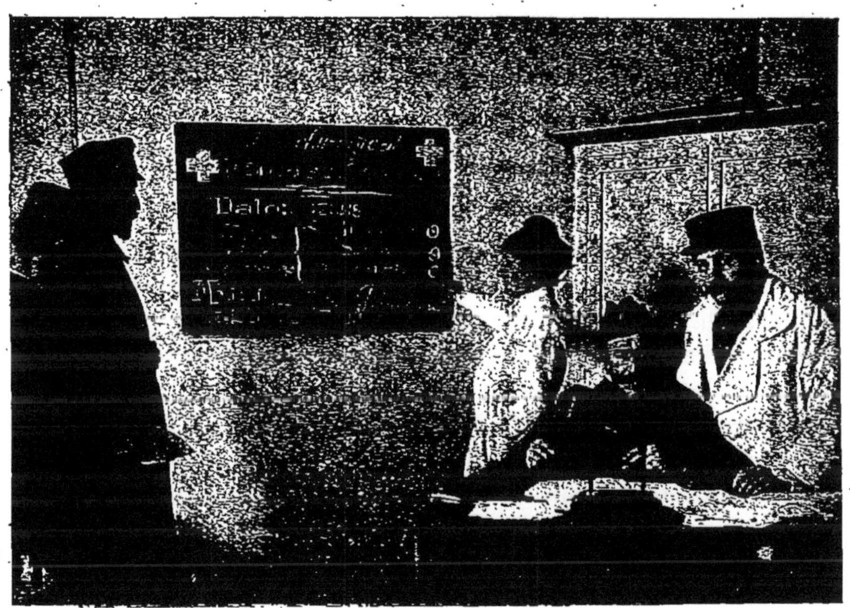

FIG. 20. — LE SUCCÈS DE L'HÔPITAL FRANÇAIS.
La secrétaire-interprète montre à un soldat qui insiste pour entrer qu'il n'y a pas de place vacante dans les différents services.

dirai plus loin, grâce à la collaboration des majors de la mission de nombreuses consultations gratuites ont été données aux pauvres et aux membres de la Colonie française.

De même nous avons délivré de nombreux médicaments gratuits aux pauvres, les produits pharmaceutiques étant d'une pénurie extrême au Caucase et coûtant des prix fous.

J'ai naturellement organisé l'hôpital français, le « *Franzouski Lazaret* », suivant les idées qui s'imposent pour faire quelque chose de convenable, avec des divisions très tranchées et aussi bien séparées que possible : *Service des Entrants* (Salle Legueu), *Service de Désinfection* (Salle Delbet), *Service de Stérilisation* (Salle Terrier), *Service des blessés septiques* (Salles Péan et Segond) dirigé avec dévouement et compétence par le major *Sarlabous*, *Service des blessés aseptiques* (Salles Pozzi, J. L. Faure, Morestin) que je confiai comme suppléant au major X...[1] que j'avais emmené comme bactériologiste et qui assurait l'infirmerie du contingent. L'hôpital possédait 3 salles d'opérations (salles Pasteur, Lister, Daviel) et 2 salles de pansements et de petites opérations (salles Guérin, Carrel). Il y avait aussi un petit *Service de stomatologie et dentisterie* très bien assuré par *Halperson*, élève du professeur *Frey*. Le *Service de la stérilisation* était assuré par l'infirmier *Baron* qui m'avait été recommandé par les professeurs *Jacob* du Val-de-Grâce et *Walther*. Il s'est acquitté de sa fonction parfaitement. Pour les fractures j'avais installé une *Salle des plâtres* (salle Hennequin) où j'avais tous les appareils, y compris ceux de Delbet, Tuffier, Leclercq et Varigaud, Tassu, etc...

Malgré l'exiguité et l'infériorité des locaux, il a été tiré le meilleur parti de leur aménagement. De nombreuses notabilités médicales sont venues visiter l'hôpital, en ont admiré l'ordonnance et la bonne tenue. Des comités locaux, géorgiens, arméniens, russes ont manifesté leur désir de voir l'hôpital continuer après nous dans les mêmes conditions d'arrangement.

Devant primitivement diriger ma mission en Perse, il m'avait été donné un ophtalmologiste. A Ourmiah, il eût pu rendre de plus grands services qu'à Tiflis où un urologiste eût bien mieux fait notre affaire. J'organisai cependant pour lui un très gentil petit *Service d'ophtalmologie*, bien disposé et commode. Le major *Chenet* qui le dirigeait n'a malheureusement pas eu beaucoup de travail et n'a pratiqué que de très rares interventions; néanmoins, comme compensation, il a fait une consultation gratuite aux pauvres et à la fin on fit appel à sa compétence pour quelques cas de réforme. Il faut dire qu'il existait à Tiflis un grand hôpital où fonctionnait un service ophtalmologique important.

Notre *Service de Pharmacie* (salles Pelletier et Caventou) était un véritable modèle. Mon pharmacien-major *Basc* et son assistant *Renard* en avaient tiré un parti excellent. C'était la pharmacie la

1. Cet officier X... n'aura pas l'honneur d'être nommé par moi dans ce livre.

plus importante et la plus riche de Tiflis ; elle avait une valeur inestimable et tout le monde nous l'enviait, car on ne trouvait plus de médicaments à Tiflis, si ce n'est quelques produits allemands peu sûrs et terriblement chers. Nous avons fourni, à titre gracieux, des médicaments à plusieurs hôpitaux, en particulier beaucoup d'émétine qui est très utilisée là-bas. *Basc*, avec mon assentiment,

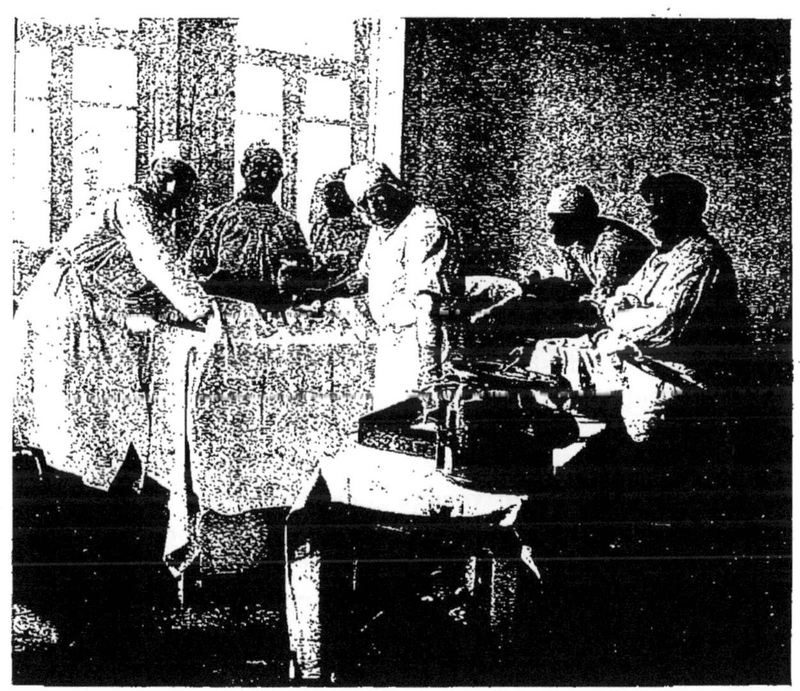

Fig. 21. — Une opération d'appendicite.

dans un but de propagande pour lutter contre le futur envahissement des produits allemands, jeta les bases d'un *Laboratoire Franco-Russe* de concert avec M. *Serkissoff*, directeur de la Société des produits pharmaceutiques du Caucase.

Le *Service de radiologie* (salle Branly) avait été organisé avec un soin admirable par le major *Lamarche*. Il a fait l'admiration de ceux qui l'ont visité. Le radiographe avait installé et cimenté lui-même le groupe électrogène et avait travaillé à une table nouvelle pour l'extraction des corps étrangers sous l'écran. Nous avions l'appareil de Chaplain que j'avais connu à Toulouse pour la radiographie en relief. Pendant une longue période de temps notre service de radiographie a fonctionné seul à Tiflis. L'hôpital *Michel* avait une splendide installation qui nous rendit service au début alors que notre installation n'était pas parfaite. Mais à un moment c'est nous qui fîmes les examens radioscopiques et les radiographies pour les autres hôpitaux.

J'organisai aussi une *Exposition permanente* (salle Doyen) *des instruments de chirurgie* d'invention et de fabrication françaises. En dehors des boîtes du Service de Santé, j'avais apporté tous mes instruments personnels et des instruments qui m'avaient été donnés par plusieurs maisons de Paris. L'installation était magnifique; il n'y en avait aucune analogue même dans les plus beaux hôpitaux modernes de Tiflis où l'on se plaignait de l'instrumentation rare ou usagée et qui était presque entière de fabrication allemande.

Cette salle comprenait l'exposition des instruments des boîtes de l'Etat, celle des instruments les plus récemment créés par la maison *Collin* et la maison *Bruneau*, celle de l'instrumentation pour chirurgie crânienne de mon ami *de Martel* (fabrication de la maison *Alexandre*) que j'ai sauvée et ramenée en France, malgré son poids et son volume, à travers un voyage compliqué aux transbordements, innombrables, celle de l'instrumentation *Lambotte*, d'Anvers. J'avais aussi fait des sections à part pour les instruments de Péan qui ont facilité tellement en leur temps et encore maintenant nombre d'opérations, pour ceux de mon ami *J. L. Faure* qui rendent si aisées les grandes interventions gynécologiques, pour les miens aussi que les expositions de Londres, Gand, Lyon ont bien voulu, il y a quelques années, couronner.

Des comités de la ville ont voulu, au moment de notre départ, nous les acheter *à n'importe quel prix*. Je n'y ai pas consenti, tenant à cœur de les ramener en France où ils pouvaient être utiles. Je suis parvenu à les emporter jusqu'à *Mourmansk*. Là, suivant des ordres supérieurs, j'ai dû les laisser pour le petit hôpital français récemment créé dans cette base. Mais j'ai obtenu de ramener en France les instruments tout préparés, stérilisés pour le secours chirurgical en cas d'accident, car j'avais prévu des opérations même compliquées s'il était arrivé un sinistre : je pouvais au besoin faire une laparotomie au bord de la voie en quelques instants. J'ai obtenu aussi de ramener l'instrumentation de *de Martel* et d'autres instruments spéciaux pour l'utilisation desquels il n'y avait pas à *Mourmansk* de compétence chirurgicale; ils auraient été perdus faute d'entretien, tandis qu'ils rendront service en France.

Enfin, j'ai pris l'initiative de créer un *service de Physiothérapie* qui n'avait pas été prévu mais que je considérais comme l'indispen-

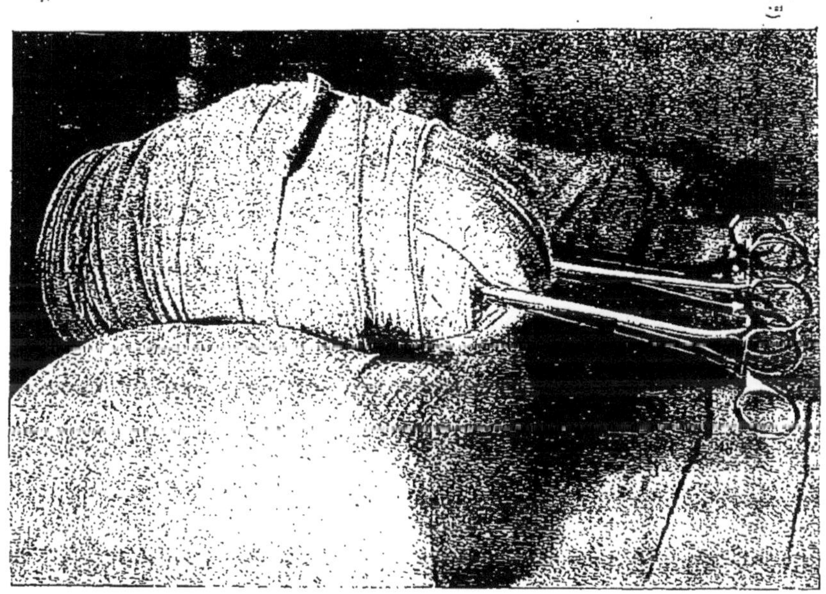

FIG. 22. — UNE AMPUTATION DE CUISSE D'URGENCE CHEZ UN BLESSÉ DES TROUBLES RÉVOLUTIONNAIRES.

(Affaire de la dégradation forcée des officiers dans la rue par les bolchevicks.) A remarquer les pinces dentées à demeure pour remplacer la suture de la tranche de section afin d'abréger l'opération de ce cas très grave. (Procédé de l'auteur.)

sable complément d'un hôpital chirurgical. Les directeurs *Wassili Wassilowitch* et *Mgdivani*, marié à une Française, ont mis gracieusement les splendides locaux de l'École Réale à ma disposition. Qu'ils en soient ici remerciés. Là, mon excellent moniteur *Masquillier*, avec une réelle compétence que j'ai pu éprouver, m'occupant depuis bien des années de cette question, a donné plus de 2.000 séances de physiothérapie, culture physique, myothérapie, rééducation physiologique, massage. J'ai, de plus, fait profiter de ce service, au point de vue culture physique, mes hommes pour leur maintien en bonne et saine forme. Il y a longtemps que quelques médecins en France nous nous occupons de ces idées d'amélioration et d'entretien physique que nous voyons commencer à se répandre et qui ne sont pas d'origine exclusivement anglaise ou américaine.

Visitant les hôpitaux de la ville, je fus frappé de l'ignorance où beaucoup étaient des plus grands noms français, et cela à cause de l'éducation allemande qui exclut systématiquement tout ce qui ne sort pas de son sein. Je fus douloureusement surpris et presque indigné de voir qu'on ne connaissait pas les auteurs des plus belles découvertes françaises rentrées cependant dans le domaine universel.

Je résolus, dans un but de propagande scientifique à l'intérieur de l'hôpital même, de faire apposer sur les entrées des différents services et des salles des plaques mnémotechniques rappelant au visiteur circulant dans notre hôpital les célébrités médicales, chirurgicales, scientifiques françaises même vivantes, et les découvertes ou inventions qu'elles évoquent. Par une attention voulue, je retins deux noms pour les Alliés : *Lister* et *Metchnikoff*. Dans cette nomenclature d'évocation et d'enseignement, je fis naturellement une large part à d'anciens maîtres et amis. Une de ces plaques portait le nom de mon ancien maître *Pozzi* récemment assassiné et qui était le plus grand nom de la gynécologie française moderne. Il l'a su avant de mourir et une lettre de lui où il m'en remercie eut la chance de me parvenir. *Pasteur*, *Lucas-Championnière*, *Alphonse Guérin*, *Péan*, *Terrier*, *Segond*, *Doyen*, *Duchenne de Boulogne*, *Roux*, *Carrel*, *Legueu*, *Tuffier*, *Delbet*, *Jean-Louis Faure*, *Morestin*, *Javal*, *de Lapersonne* s'imposaient tour à tour à ceux qui franchissaient les seuils évocateurs. Chacun était l'objet d'un petit commentaire pour le visiteur qui interrogeait. Quand on passait devant la salle *Pelletier* et *Caventou*, on n'ignorait plus que c'étaient eux les inventeurs de la quinine, médicament dont le monde entier profite ; quand on passait la porte où le nom de mon glorieux ami *Branly* tournait en même temps qu'elle, le visiteur était obligé de savoir, ce que quelques secondes avant il ignorait, que c'était l'inventeur, grâce à la trouvaille du radio-cohéreur, de la télégraphie sans fil, par laquelle les Germains nous envoyaient à Tiflis des communiqués tendancieux ou menteurs.

On a bien voulu trouver cette idée très heureuse et des personnalités francophiles désiraient voir continuer notre hôpital après notre départ, avec ces indications de plaques mnémotechniques, et même les conserver comme une collection.

J'ai écrit à ce sujet un article intitulé « *Représailles intellectuelles* ! »

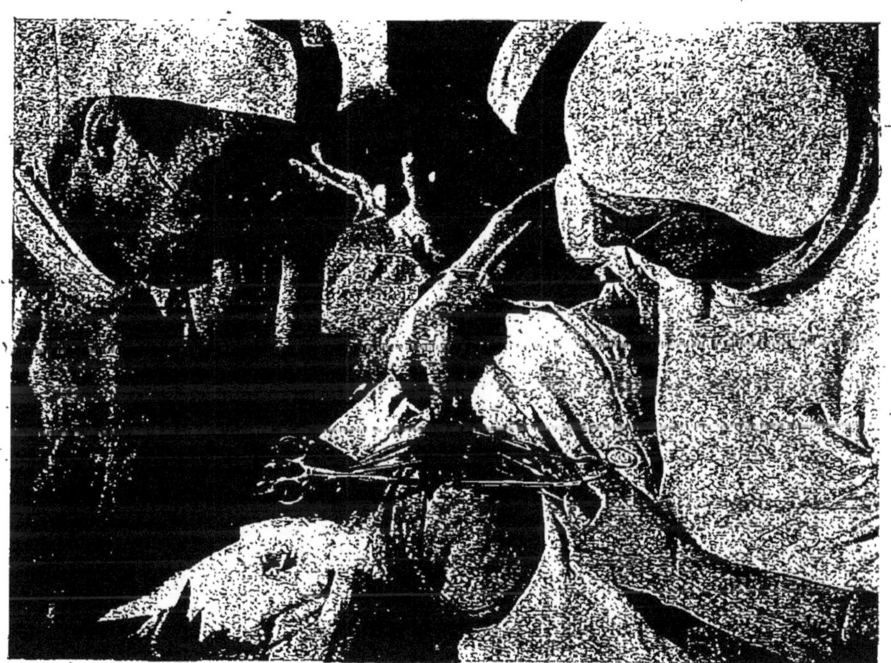

FIG. 23. — UNE TRÉPANATION CHEZ UN BLESSÉ GÉORGIEN.

n voit la calotte crânienne rasée : l'orifice de trépanation est à la partie supérieure du front. La balle était à 8 c. de profondeur.

Les résultats de notre thérapeutique et l'influence de notre hôpital étaient tels qu'une Commission danoise des neutres à la tête de laquelle se trouvaient M. *de Kastenhiold*, gentilhomme de la Chambre de S. M. le roi de Danemark, et le Dr *Lersey*, ont retiré quelques anciens blessés turcs de certains hôpitaux russes et m'ont demandé de les hospitaliser ; ils sont même venus à l'hôpital français les voir et leur apporter leur sollicitude. Oserai-je dire que ces Messieurs, charmants du reste, étaient en relations avec une agence allemande? et pourrai-je conclure que nous avions du succès scientifique jusque dans le camp de nos ennemis?

Je rappelle que les délégués du Conseil de Défense d'Arménie sont venus me demander notre concours pour mobiliser l'hôpital français hors de Tiflis et dans une autre ville du front où à un moment notre action pouvait être plus directe pour la chirurgie de guerre.

Notre propagande scientifique, j'ai cherché à la faire rayonner hors de notre hôpital, et je me suis mis en relations avec le corps médical de Tiflis et de nombreux médecins mobilisés en fonctions dans le Caucase. J'ai visité, connu, fréquenté plus de 200 docteurs, doctoresses, pharmaciens et pharmaciennes. Ce ne fut pas inutile. Un grand nombre avait fait une partie de leur éducation scientifique en Allemagne et ils en subissaient l'empreinte ; mais beaucoup, la plupart, parlaient le français et quelques-uns avaient fait leur instruction médico-chirurgicale en France aux méthodes de laquelle ils restaient fidèles malgré l'ambiance et ils gardaient, ce qui est mieux encore qu'une ineffaçable belle culture, un enthousiasme et un esprit de reconnaissance affectueuse pour la clarté, la limpidité et le charme de son enseignement. Avec quelle joie dans les yeux ils me citaient les noms de ceux de Paris, de Lyon, de Montpellier, de Nancy, dont ils avaient recueilli la parole et avec quel plaisir j'entendais moi-même ces noms qui me paraissaient à la fois plus doux, plus sonores et plus représentatifs encore par l'éloignement. Plusieurs d'entre eux avaient été les élèves de *Dieulafoy*, *de Brissaud*, *Landouzy*, *Terrier*, *Reclus*, *Segond*, *Pozzi*, *Legueu*, *Ricard*, *Arrou*, *Grasset*, *Forgue*, *Jeanbrau*, *Ballet*, *Babinski*, *J. L. Faure*, *etc...*

Je me suis attaché, pour ne pas nous aliéner le corps médical de la ville, à ne pas faire de clientèle privée et de faire ainsi à nos confrères, chez eux, payant patente, une concurrence trop facile et en somme déloyale à l'abri de la Mission qui devait suivre sa destination réelle: militaire. Je me suis abstenu personnellement de toute opération en dehors de l'hôpital alors que j'en étais vivement sollicité.

J'ai pensé que 200 médecins dans une ville de 200.000 habitants en temps ordinaire étaient une force agissante et morale grande. Les événements m'ont donné raison. Notre point de vue était différent de celui de la Formation d'*Ourmiah*, en Perse, où nos collègues étaient dans un pays presque totalement dépourvu de secours médicaux et où ils ont pu légitimement rendre des services inappréciables.

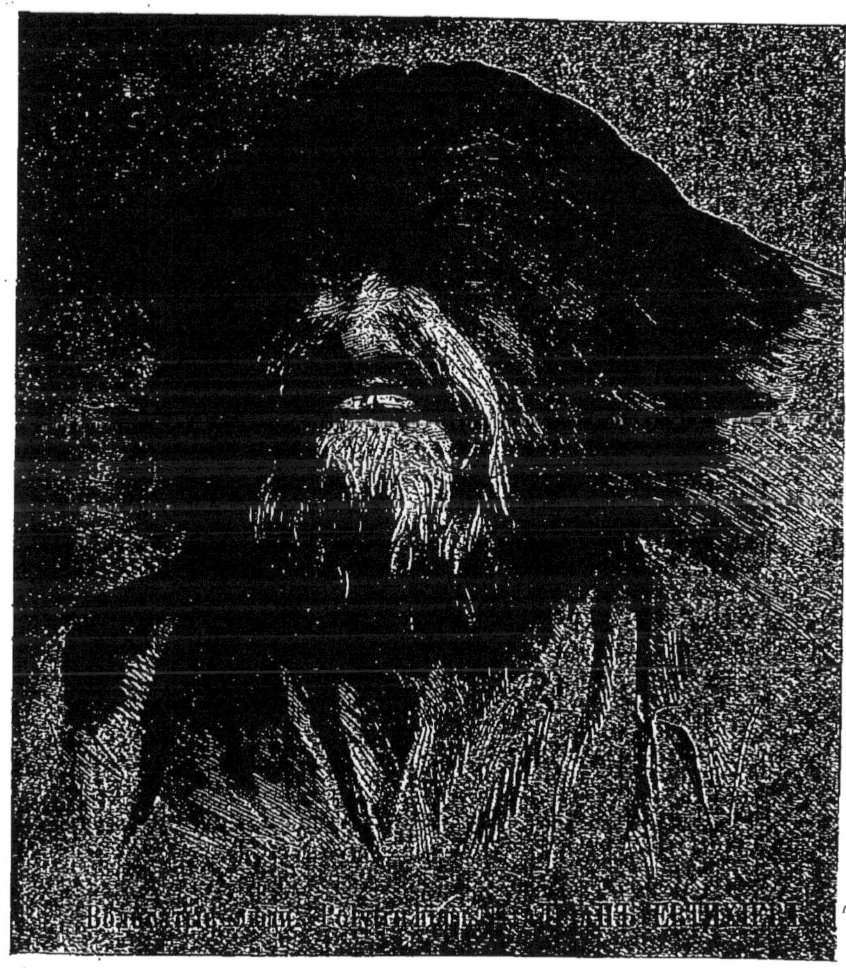

FIG. 24. — « UN POILU DU CAUCASE ».
Cas curieux de polytrichiasis publié dans un ouvrage qui m'a été donné par le Dr Orbelli, médecin-chef de l'Asile d'aliénés de Tiflis.

Tiflis était très dépourvue d'instrumentation chirurgicale et de matériaux d'opérations : et ma Mission était certainement la plus riche de toute la Russie (je ne parle pas des moyens français dont disposaient aussi nos amis *Christiani* médecin-chef et *Sauvé* chirurgien de l'hôpital de *Kiew*, ou de l'ambulance auto-chirurgicale de *Lacombe*). Tiflis était presque sans médicaments et nous avions certainement le dépôt non frelaté le plus abondant de produits pharmaceutiques du Caucase. Nous avions à la fois, je puis l'affirmer, l'arsenal chirurgical le plus complet, le mieux perfectionné et la pharmacie la plus riche peut-être de toute la Russie. Mais Tiflis n'était pas sans médecins, chirurgiens et spécialistes de réelle valeur ; quelques-uns étaient sans conteste supérieurs à quelques éléments jeunes de chez nous. C'est parce que j'ai compris et cru que nous n'étions pas dans un pays de sauvages, sans civilisation, sans personnalités et sans ressources scientifiques, comme on pourrait le croire de loin ou quand on arrive et n'est pas encore adapté, que j'ai vu venir amicalement à nous tant de confrères. Il ne s'agissait pas, dans un orgueil déplacé, de dire que nous étions de meilleurs thérapeutes et de rivaliser stupidement, mais de prouver que nous étions capables de très bien faire, de sortir des résultats tangibles sur lesquels nous serions mathématiquement jugés et de montrer l'excellence de nos moyens évidents, ce que l'on a reconnu.

C'est ainsi que nous avons été appelés en consultation, à propos de cas difficiles ou de notabilités influentes, par les sommités à donner notre avis scientifique. Parmi eux — malheureusement je ne puis les citer tous — je garderai un souvenir précieux et plein de grande considération pour le savant Professeur *Gourko*, Directeur de l'hôpital Michel, à la fois clinicien consommé et bactériologiste éminent, du Professeur *Ochman*, grand conseiller technique de la Croix-Rouge qui est un opérateur très instruit et très habile, du Professeur *Markewich*, de l'Hôpital des Chemins de fer, le chirurgien le plus réputé de Tiflis, du docteur *Sobiesianski*, directeur de la Maternité qui est un hôpital magnifique, le gynécologue opérateur le plus éminent de la ville, dont la femme est d'origine française et qui garde avec un orgueil bien légitime la Croix de la Légion d'Honneur que Napoléon lui-même accrocha sur la poitrine héroïque de son arrière-grand-père ; du Dr *Toumanoff*, également gynécologue, opérateur de premier ordre, du Dr *Kimon*, chirurgien de l'hôpital Michel, du jeune chirurgien *Tchalchekian*, de l'Institut Traumatologique, du Dr *Moukhadzé*, chirurgien de l'hôpital temporaire de guerre de l'Hôtel Majestic, du Dr Michel *Mzareouloff*, dermatologiste éminent qui connaît à fond tous nos ouvrages français et à qui j'ai proposé de lui faire ouvrir les colonnes de la *Presse médicale* car il désirait faire connaître ses travaux en France, du Dr *Piradoff*, chirurgien habile, connaissant nos maîtres et nos hôpitaux de Paris, du jeune et distingué Dr *Agassof*, assistant du chirurgien *Markewich*, du neurologiste *Pondoef*, de l'ophtalmologiste *Tarkowski*, du savant praticien le Dr *Oumikoff*, etc., etc..

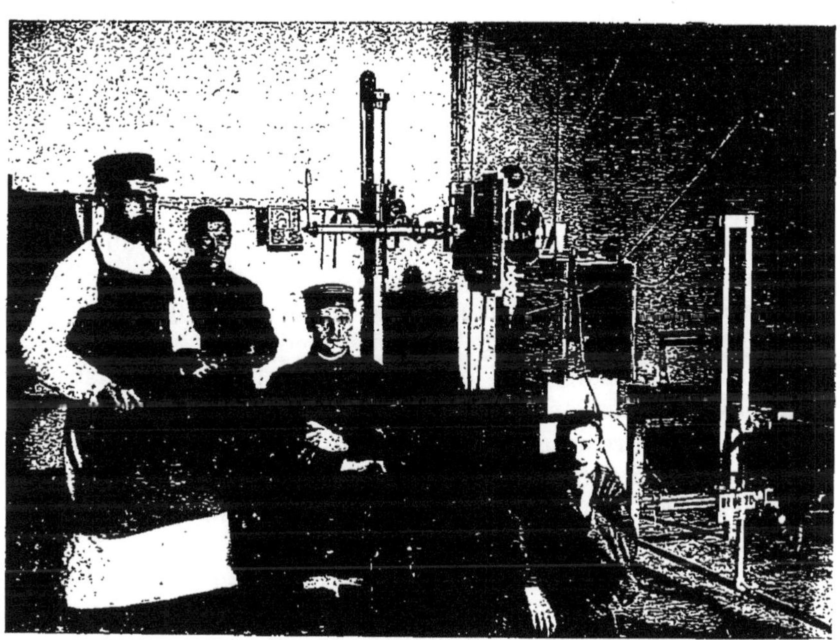

FIG. 25. — LE SERVICE DE RADIOGRAPHIE.
Le major Lamarche, radiographe, et son assistant le médecin auxil. Godefroy.

Il y a beaucoup de doctoresses à *Tiflis*, instruites et expertes, sachant presque toutes le français, ayant fait, beaucoup, une grande partie de leurs études soit en France, à Montpellier surtout, qui est un centre scientifique à rayonnement oriental, soit en Suisse, à Genève et Lausanne. Je me souviendrai surtout des doctoresses *Piradoff*, *Agassof*, russes, *Decanozoff*, géorgienne, assistantes du gynécologue *Sobiesianski*, qui parlent le français avec une pureté que bien de nos compatriotes pourraient leur envier. Ces doctoresses qui occupent souvent des postes importants, dirigent des laboratoires, n'ont pas sombré dans l'enlaidissement professionnel du travail ingrat, elles n'ont pas l'aspect « savantasse » hybride, mais conservent tout leur charme féminin et il faut se laisser envoler avec elles dans les superdomaines des idées pour s'apercevoir que ce sont des princesses de science en même temps que des princesses lointaines ! J'ai rencontré dans divers hôpitaux des pharmaciennes jolies à faire pâlir les riches couleurs d'aniline de leurs bocaux : songeant instinctivement à la fièvre ardente qu'elles pouvaient provoquer, je leur demandai si elles avaient de la quinine mais malheureusement elles ne connaissaient pas *Pelletier* et *Caventou*, les inventeurs français de ce médicament apaisant. La force méthodique de la Germanie pour l'effacement des découvertes qui ne sont pas siennes avait passé par là !

Je dois ajouter à la louange de nos « consœurs » du Caucase qu'elles ont apporté un concours dévoué et efficace dans l'œuvre du service de santé de guerre qui fut parfois très dure et très difficile à cause de la pénurie de personnel médical.

Dans les consultations où j'ai été appelé par nos distingués confrères tifliciens, on a tenu le plus souvent, malgré mon refus absolu, à me faire accepter des honoraires. Dans ces cas pour ainsi dire forcés, j'en ai fait verser le montant à une caisse de secours que j'avais créée pour mes soldats appartenant aux pays envahis et pour les blessés de l'hôpital.

J'ai tenu à visiter tous les hôpitaux et cliniques de Tiflis. J'y consacrai deux mois. Je le fis avec mon dévoué secrétaire qui sténographiait les notes que je lui dictais dans ces longues visites. J'ai fait là une étude fort instructive que je publierai plus tard.

Je fus facilité dans cette sorte de randonnée hospitalière par mon ami le Dr *Wachtang Hambachidzé,* un pur Géorgien, originaire de *Koutaïs,* pays de la montagne où la race s'est conservée la plus pure et la plus belle. Hambachidzé est un homme magnifique, extrêmement intelligent, très adroit manuellement, très habile, très instruit médicalement, d'une culture générale de grande envergure ; avec cela un courage et une noblesse de caractère admirables. C'est un des échantillons les plus complets et les plus harmonieux que j'aie jamais rencontrés et je ne parle pas seulement du Caucase.

Il est d'une pondération, d'une sagesse, d'un bon sens dans la puissance vraiment exemplaires. Polyglotte naturellement, il parle extrêmement bien le français et en connaît toutes les nuances. Il a refait, m'a-t-il dit, toutes ses études médicales, à Paris : il se glorifie d'avoir été le disciple de Dieulafoy, dont il évoque avec tendresse l'éloquence scientifique qui n'a jamais été dépassée. Hambachidzé m'a principalement séduit parce que, et ce n'est pas un mince mérite, il est à l'avant-garde de toutes les idées neuves ; avec une aisance et une clarté d'esprit extraordinaires, il sait mettre au rancard le savoir usagé, débarquer les vieilles routines, se délester

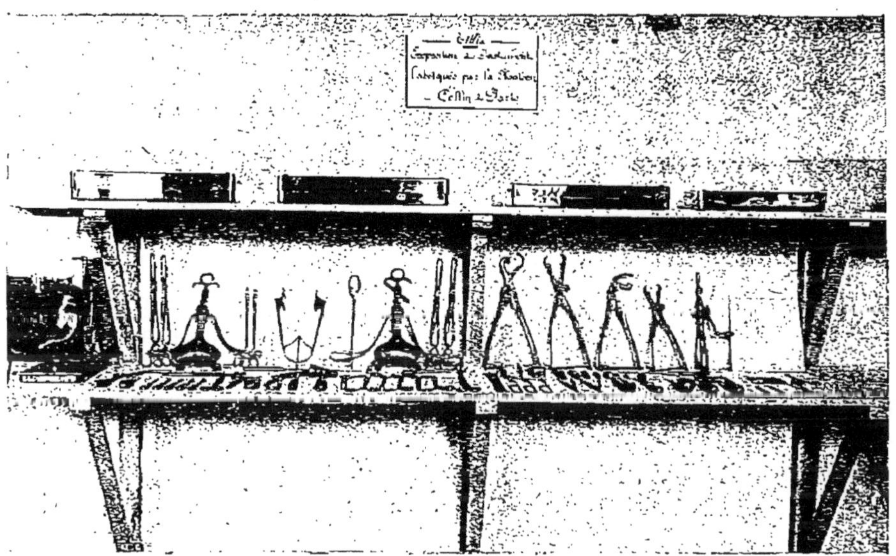

Fig. 26. — Exposition des instruments de chirurgie d'invention et de fabrication françaises.

de tout ce qui a fait son temps et tombe à l'archaïsme scientifique. Rien ne lui est étranger : il connaît la médecine affranchie qui incessamment se débarrasse de ses dogmes et toujours se renouvelle. Il avait fondé un splendide sanatorium dans la montagne à *Borjom* qui a été saccagé, pillé par les misérables tavarisches auxquels, toute sa vie, il avait fait du bien en apôtre qui distribuait la manne de son savoir et de son dévouement inlassable : lui-même faillit être massacré dans ce pays où il apportait la richesse et le bienfait. A *Borjom*, lui le splendide et fort Géorgien, il s'était appliqué à mettre au profit de l'enfance maladive les grands principes nouveaux de la rénovation organique par les agents physiques de la nature dans un cadre de beauté et de santé. Il voulait sa race plus cultivée, plus belle encore et luttait pour qu'elle ne contînt pas de déchets. Il savait sortir de la pharmacopée pour comprendre, sorte de Lycurgue de science négligeant les impedimenta sans espérance de certaines maladies ou de certaines insuffisances pour la vie humaine, qu'il y avait un magnifique rôle, le principal rôle médical de l'avenir (que pas assez dans notre monde, cependant si instruit et si éveillé devant le surgissement des nouveautés futures, ne comprend) est surtout de procréer de la chair, du muscle, du sang et de la vie dans une harmonie de santé et de beauté avec ce qui jaillit constamment du sexe d'une race !

Il vint voir travailler et faire travailler mon moniteur de culture physique, *Masquillier*, que j'avais chargé d'un service, non prévu, de physiothérapie, et il avait projeté d'associer sa compétence à une Fondation qu'il avait en vue.

Ce grand patriote qui a été parmi les délégués à Trébizonde pour traiter avec les Turcs et sauver ce qui pourrait l'être en attendant des espérances meilleures, était si sympathique qu'il a soigné même les délégués ennemis qui, bien que momentanément vainqueurs, étaient fortement affaiblis par la dysenterie qui décimait la ville.

Je disais donc que le Dr Hambachidzé, dans cette visite aux hôpitaux, me rendit grand service. Et cela à cause de sa connaissance des langues — c'était un interprète merveilleux — et de ses relations influentes.

C'est ainsi que j'ai visité *l'hôpital Michel*, rue Mikaëlowskaïa, assez voisin de chez nous ; c'est l'hôpital de la ville. Il était dirigé par le savant professeur *Gourko* dont j'ai déjà parlé. J'ai vu là le Dr *Rosenbaum*, un chirurgien allemand qui transpirait l'orgueil et le pédantisme méprisant du haut de sa massive blondasserie ; heureusement que par compensation il y avait le sympathique Dr *Kimon*, auquel je fus présenté par sa charmante assistante Mlle *Marguerite Oganezoff* : j'assistai une fois à une opération de goître fort bien menée par ce chirurgien.

J'ai visité également *l'hôpital Alexandre II* rue Velikokniajewskaïa, dont le médecin-chef, le Dr *Maissouriantz*, parle français et est un distingué laryngologiste. C'est l'hôpital de maladies cutanées et vénériennes. Admirable petit hôpital moderne, bien tenu : c'est là que j'ai fait la connaissance du dermatologiste *Mzareouloff* ;

j'y ai rencontré une doctoresse *Iamolenka,* qui dirigeait le laboratoire de bactériologie.

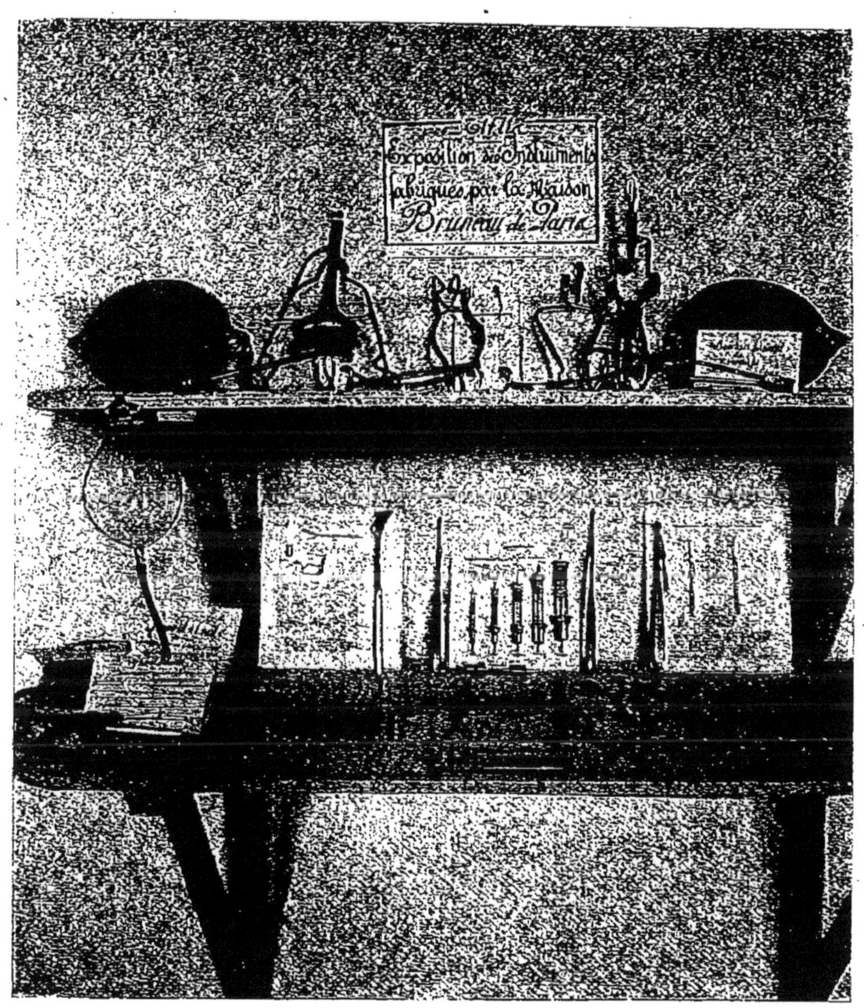

FIG. 27. — EXPOSITION DES INSTRUMENTS DE CHIRURGIE D'INVENTION ET DE FABRICATION FRANÇAISES.

Un hôpital très beau, véritable modèle nouveau, c'est *l'Hôpital Aramiantz*, fondé par un riche Arménien de ce nom : son directeur est le Dr *Arroutiounoff*, très réputé dans la ville.

L'Hôpital des Chemins de fer du Transcaucase, près de la gare de

Tiflis est dirigé par le Dr *Sakharoff*, administrateur du service des chemins de fer du Transcaucase. C'est le Dr et la Desse *Agassoff*, qui m'en ont fait les honneurs. Le Dr *Markéwitch*, le grand opérateur de la ville, en est le chirurgien. J'y ai rencontré deux doctoresses gynécologues, mère et fille, les doctoresses *Erdelli*, et le neurologiste *Chapouradoff*. Cet hôpital possède la plus grande et la plus belle salle d'opérations de *Tiflis*.

Mais l'hôpital vraiment splendide, ultra-moderne, d'ailleurs à peine achevé lorsque la guerre éclata, c'est la *Maternité*, rue Olginskaïa, qui est dirigée par le Dr *Sobiesianski*, en même temps gynécologue-opérateur, assisté du Dr *Toumanoff*, habile chirurgien aussi, du Dr *Mepissoff*, accoucheur en chef. Dois-je dire qu'il se fait des quantités de fausses couches à *Tiflis* et que les doctoresses assistantes : *Piradoff*, *Decanosoff*, *Agassoff*, et d'autres, font la nuit de nombreux curettages d'urgence pour infection suite d'avortement. La *Maternité* de Tiflis est admirablement construite et aménagée; tous les progrès les plus modernes y sont réalisés. Les cliniques *Baudeloque* et *Tarnier* de Paris, paraîtraient des Maternités filles-mères à côté. Il faut bien dire qu'on ne construit pas tous les jours et que ce qui est édifié en dernier lieu a l'avantage de pouvoir réaliser mieux.

Le *Dr Sobiesianski* habite un beau pavillon dans sa Maternité, au milieu de belles œuvres d'art et dans un mobilier Empire français, un des plus beaux que j'aie jamais vus. Nous y reçûmes plusieurs fois, quelques amis et moi, l'hospitalité la plus charmante et la plus délicate.

Je visitai à deux reprises (serait-ce à cause de la folie régnante en Russie?) l'*Asile d'Aliénés*, dirigé par le savant aliéniste le *Dr Orbelli* qui soigne ses pauvres fous avec une science et une sollicitude égales à leur égarement. J'ai vu là un beau portrait de Charcot, dans son cabinet. J'ai écrit, à propos de ces visites aux demeures de la Démence, un article intitulé : « Sur les confins de la Folie. »

Beaucoup de ces hôpitaux de la ville, comme chez nous, avaient consacré une partie de leurs locaux pour les malades ou les blessés de guerre, mais ces sections militaires se sont progressivement fermées.

Le plus grand hôpital de guerre est l'*Hôpital Militaire de Nafloug*, dirigé par le *Dr Schaïantz*, qui avait là une charge peu commune : cet hôpital est une immensité, ses services sont innombrables, son personnel est un monde. Le Dr *Schaïantz* a travaillé à Paris et connaît bien nos principaux maîtres; il est le médecin du Consulat de France. Il m'a fait le plaisir de visiter notre hôpital et l'honneur d'y puiser quelques idées pour son hôpital, cependant si bien organisé. C'est un homme de progrès. Nous avons rencontré là une multitude de médecins parmi lesquels je citerai les chirurgiens *Piradoff*, *Sasanoff*, le Dr *Nevolonoff*, spécialiste des

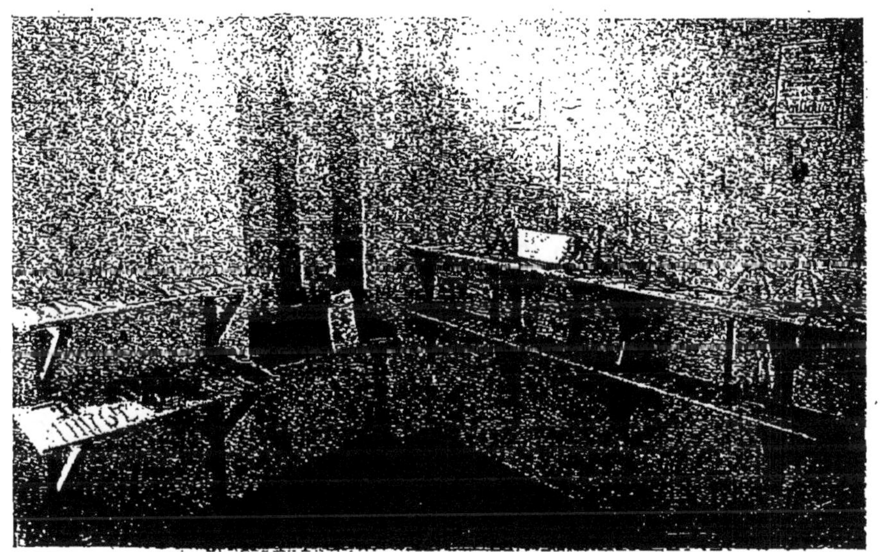

FIG. 28. — EXPOSITION DES INSTRUMENTS DE CHIRURGIE D'INVENTION ET DE FABRICATION FRANÇAISES.

blessures de la face, le neurologiste *Zabatoff*, l'oto-rhino-laryngologiste *Oremboski*, etc... On nous y fit les honneurs d'un thé et l'on but, comme partout sur notre passage, à la France.

Un autre hôpital immense est l'*Hôpital 53* ou d'*Évacuation* dans le quartier d'Avlabar; la ligne du chemin de fer le pénètre de telle sorte que les malades et blessés étaient directement portés dans l'Hôpital même. Le Dr *Hambachidzé* en avait été le médecin-chef organisateur ; quand je le visitai, c'était le Dr *Magaloff*, un autre splendide exemplaire de la race géorgienne, qui le dirigeait et nous fit un accueil que je n'oublierai pas. Parmi les nombreux médecins dont je fis la connaissance, était le Dr *Issakian* qui y dirigeait une section chirurgicale et qui fut, je dois le dire, le trait d'union entre notre Hôpital et l'Hôpital d'Evacuation: élève de la Faculté de Montpellier, il se trouvait qu'il avait été le camarade d'études de mon Major radiologue *Lamarche*. Il y avait aussi sa femme, la Doctoresse *Issakian*, élève de Montpellier, la Doctoresse *Herszkine*, qui parle français comme vous ou moi, etc.

J'ai également parcouru ce qu'on appelle les « Lazarets » ou Hôpitaux de guerre. L'Hôpital Français succéda au « Lazaret 392 » qui transporta ses pénates à Erzeroum; notre titre russe inscrit sur l'enseigne de l'Hôpital au-dessous de notre titre français était: « *Franzouski Lazaret* », en somme l'Hôpital de guerre des Français. Le Lazaret 50, avec comme médecin-chef le Dr *Inanski*; le Lazaret 4, le Lazaret du Palais de Justice dirigé par le Dr *Lazareff*, confrère fort aimable, accoucheur habile, et dont la femme est française; le Lazaret 26, dans le quartier de Mouchtaïd, dirigé par le Dr *Melikoff*; le Lazaret 17, dont le chirurgien était le Pr *Ochman* que j'ai vu opérer et qui a bien voulu plusieurs fois me demander conseil; le Lazaret 23, voisin de notre Hôpital avec lequel nous faisions mur mitoyen et qui était installé dans le splendide gymnase No 2, ayant comme Médecin-Chef le Dr *Markevitzazé* et comme médecins ou chirurgiens traitants le Dr *Khalatoff* qui parlait très bien le français et avait séjourné en France, le Dr *Melkourian* et beaucoup d'autres docteurs et doctoresses; le Lazaret 12, installé dans le superbe établissement de l'Université Géorgienne dominant un grandiose paysage à la périphérie de la Ville, et où je vis entre autres les Drs *Melikhoff*, *Babakhanoff*, *Zavrieff*, la Pharmacienne *Mlle Feldner*, etc...; le Lazaret de la Noblesse Géorgienne, dirigé par le Dr *Markiladzé*; tous ces Lazarets et bien d'autres hôpitaux furent visités par moi.

J'ai voulu connaître aussi l'organisation des cliniques et maisons de santé privées : il y en a de belles et d'intéressantes. Je citerai particulièrement : la Clinique d'accouchements et de gynécologie du Pr *Sobiesianski*, la Maison de Santé dirigée par le Dr *Fischer* qui parle l'espéranto et très bien le français qui est bien le meilleur des espéranto dans ce pays, la Clinique dirigée par le Dr *Melikoff*, la Clinique d'électrothérapeutique du Dr *Mgdivani*, Géorgien, qui a fait une grande partie de ses études en France et qui, avec un orgueil bien légitime, nous montre toute sa belle et perfectionnée installation de fabrique française et une très complète bibliothèque de neurologie française où je vois rayonner, en lettres dorées, au dos des livres, le nom des auteurs français réputés.

Je me suis mis en rapport avec les Sociétés Médicales de Tiflis. Je voulais en connaître le fonctionnement et les membres et y avoir accès pour ceux de mes collaborateurs qui auraient bien

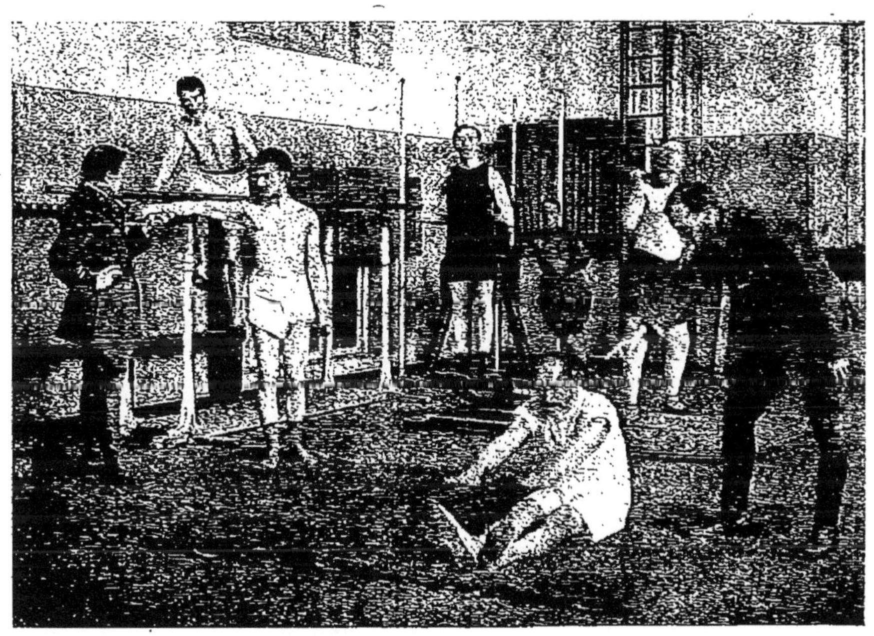

FIG. 29. — SERVICE DE PHYSIOTHÉRAPIE QUE J'AI CRÉÉ ET QUI ÉTAIT INSTALLÉ À L'ÉCOLE RÉALE, COMME ANNEXE DE L'HÔPITAL FRANÇAIS.
Une séance de culture physique.

voulu, pour y mettre en relief la science française, y faire des conférences ou des communications. A la Société de Médecine de Tiflis, dont le président est le très distingué *Dr Vessilovzoroff*, à la Société des Médecins de Tiflis et du Caucase dont le Président est mon ami le *Dr Hambachidzé*, on me fit un accueil cordial et respectueux même pour le représentant de la France que j'avais l'honneur d'être, on interrompit le cours d'une séance pour m'adresser des paroles de bienvenue et d'admiration pour la science française; Hambadchidzé voulut bien traduire en russe avec sa clarté accoutumée la réponse que je fis; tout le monde se leva à notre sortie et cria : « Vive la France ! »

Tiflis possède deux Universités : l'Université du Caucase et l'Université Géorgienne.

L'*Université du Caucase* était en pleine réorganisation et visait à l'autonomie et à la séparation de l'ingérence russe, faisant elle-même les frais de son installation et honorant elle même ses professeurs. Au point de vue de la Section des sciences biologiques et médicales, il y avait une *Ecole préparatoire d'anatomie* installée provisoirement dans les spacieux locaux du *Club du Kroujock*, où le *Pr Razoumorski*, distingué chirurgien neurologue, ayant été le camarade de nombreux maîtres français actuellement disparus, recevant les publications françaises, en particulier les Bulletins de la Société Nationale de Chirurgie, occupait la chaire d'anatomie — j'y entendis un cours d'anatomie par une prosectrice —; il y avait ensuite l'*Ecole de Prosecture*, où j'ai assisté à des dissections dirigées par mon ami le *Dr Issakian*, qui siégeait à l'Hôpital Michel; et enfin l'*Ecole Clinique*, siègeant également à l'Hôpital de la ville, Hôpital Michel, et dont le chef était le *Pr Gourko*, dont j'ai plusieurs fois parlé.

L'*Université Géorgienne* a été créée pendant ce grand mouvement d'indépendance de Géorgie auquel nous avons assisté pendant notre séjour à Tiflis. Avec l'érudit *Tcherkesoff*, ancien exilé de Sibérie, ayant séjourné longtemps en Angleterre et en France, Tcherkesoff, patriote géorgien ardent, ayant un culte pour la littérature et la science françaises, ayant défendu leur prééminence, dès le début de la guerre, dans des écrits de propagande et de protestation contre l'ignominie allemande, j'ai rendu visite au Recteur de cette Université : *M. Melikoff* qui est un éminent chimiste très connu en Russie; il a séjourné et étudié jadis en France ; c'est un homme d'une intelligence remarquable et d'un caractère fort aimable.

Cette Université a une tendance nettement francophile et pro-alliée; la Princesse Orbeliani y enseigne la littérature française et Me Hambachidzé l'anglais.

J'ai cédé de préférence, en partant, notre bibliothèque médico-chirurgicale française, à cette Université qui nous l'a demandée. La France devra faire quelque chose plus tard pour favoriser ce foyer d'intellectualité géorgienne favorable à la culture française.

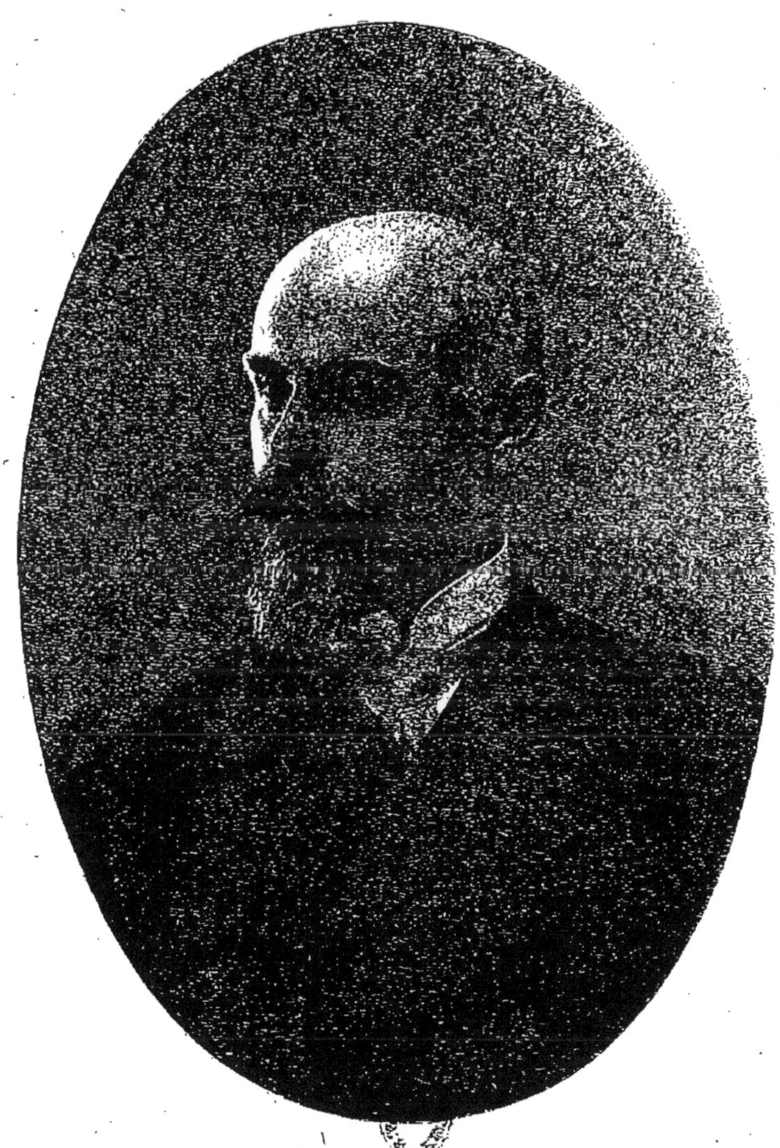

Fig. 30. — Le Dr Sobiesianski,
Directeur de la Maternité de Tiflis.
(D'après la photographie qu'il m'a donnée avec dédicace.)

2° Propagande par la parole

Cette propagande a été réalisée :

— En instituant les bases d'un enseignement scientifique médico-chirurgical à l'Hôpital pratiqué par les membres de la Mission sanitaire.

— Par des conférences en ville sur des sujets d'ordre général, non scientifique, en vue de la propagande générale au point de vue littéraire, artistique, industriel et économique.

— Par l'établissement de cours pour l'étude et la propagation de la langue française par les membres de la Mission française.

Enseignement scientifique à l'Hôpital français.

J'ai pris l'initiative de leçons et de conférences dont j'ai exposé les indications à mes Officiers dans mon plan d'organisation de l'hôpital, dès le début. J'avais fait appel à leurs compétences particulières et suggéré des sujets, médicaux ou para-médicaux, exposant de vastes ensembles, par exemple : les découvertes médicales françaises des vingt dernières années; la bactériologie française; la médecine de guerre; la chirurgie de guerre; les grands ophtalmologistes français; la vision dans l'art, etc., etc... Malheureusemant les troubles de la guerre intestine dans Tiflis, la contrariété des événements et un peu d'indolence orientale (il faut bien avouer une partie des péchés de quelques-uns) ayant gagné certains qui n'avaient pas la forte trempe ou qui avaient la vue un peu obscurcie sur le but à poursuivre, malgré l'organisation d'un service ophtalmologique qui eût pu leur donner plus de lumière spirituelle et de faculté d'aperception comme disent les philosophes, ne m'ont pas permis, malgré mes efforts, d'obtenir un rendement maximum. Je suis d'ailleurs sûr que si le temps de notre séjour avait été prolongé, je serais parvenu à vaincre le poids de cette inertie contraire par des moyens infaillibles mais que je ne peux pas dévoiler ici réservant mes observations d'expérience pour des occasions nouvelles et meilleures.

Néanmoins, voici ce qui a été fait à l'Hôpital.

Des Conférences pour les Infirmières, par le Major Chenet et M. X..., afin de compléter leur éducation un peu sommaire, aucune n'ayant été infirmière en France. Je devais emmener avec moi un lot d'infirmières françaises, triées sur le volet qu'on me permette l'expression, intelligentes, dévouées, agréables à voir et par conséquent représentatives, toutes ayant fait leurs preuves en France dans des Hôpitaux de guerre où je les avais vues à l'œuvre. Malheureusement, au dernier moment, à cause du péril sous-marin, l'Amirauté anglaise s'était refusée à transporter des femmes à bord de ses bateaux, d'abord par la galante attention de ne pas risquer leur vie précieuse et ensuite pour éviter le désarroi et l'affolement que leur présence avaient maintes fois occasionné dans les sauvetages.

Nous partîmes sans femmes de France. Nous arrivâmes sans femmes à Tiflis. Mais bientôt on nous envoyait de Pétrograd et de Moscou, malgré les efforts louables de la très sympathique Infirmière principale madame la Générale Delrieu, un lot d'infirmières, la plupart à éducation et instruction plus que sommaires recueillies dans les humbles professions des colonies françaises de ces villes. Il leur était impossible de donner à Tiflis la moindre idée de ce qu'ont déployé d'intelligence, d'expérience, de dévouement et de courage les infirmières de France.

J'eus à subir leur ignorance, qui trop souvent va de pair avec la prétention, et à combler leurs lacunes par le canal de ces messieurs qui après leur avoir été tout d'abord hostiles devinrent leurs protecteurs.

Je leur rendis cependant la vie matérielle le plus aisée possible, leur assurant un retour dans des conditions excellentes, ce qui ne les empêchait pas de vouloir être traitées comme de grandes dames! Elles ont été un des points faibles de notre Mission sanitaire.

Il eût été, à mon sens, bon de prendre, en surplus, des infirmières *bénévoles* choisies dans la bonne société de la ville comme il s'en est présenté beaucoup, avec les meilleures références, ayant une véritable culture, polyglottes, bien élevées, instruites, possédant même une certaine expérience acquise dans les hôpitaux de la ville par une longue pratique.

Connaissant admirablement le français en même temps que le russe, elles eussent tenu à cœur de nous seconder de leur dévouement, de leur zèle, de leur habileté et elles auraient, soignant leurs compatriotes en collaboration avec des Français, travaillé puissamment et rapidement à notre vogue qui est venue tout de même. Je

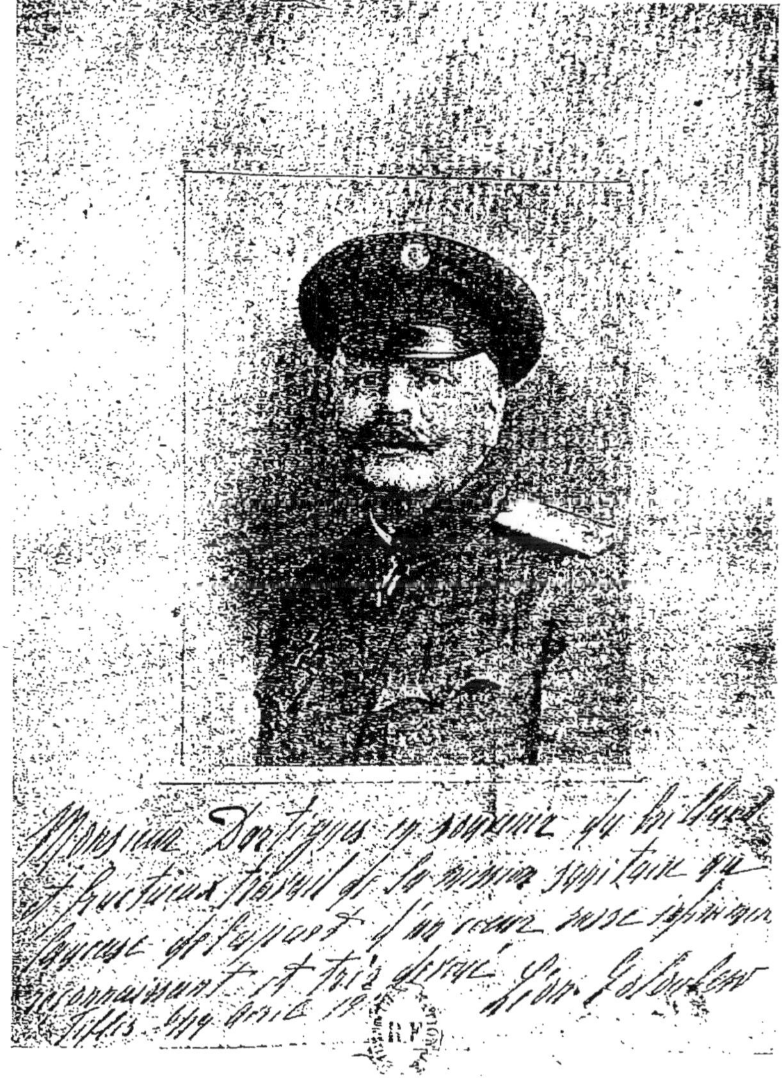

FIG. 31. — S. E. LÉON GOLOUBEFF,
Président de la Croix-Rouge Russe au Caucase.

regrette qu'il ne m'ait pas été laissé plus d'initiative à ce sujet. Plus tard, je l'ai moins regretté : leur présence eût entraîné l'inconvénient de rivalités regrettables, eût accusé davantage le relief de la supériorité des unes sur l'infériorité des autres.

Je viens de parler des jeunes femmes ou jeunes filles qui nous auraient volontiers apporté leur concours, que j'ai dû refuser, mais je ne veux pas le moins du monde parler des *sistra* ou « sœurs de charité » dont la principale caractéristique et la principale occupation étaient de porter un costume avec une énorme croix-rouge sous les seins, ce qui les faisait ressembler à des sortes de Templières; les mauvaises langues auraient dit de Temples d'Amour, car leur réputation n'était pas des plus lucides. A Tiflis, d'ailleurs, chose curieuse, les personnes comme il faut donnaient carrière à leur dévouement, en servant dans les cafés et les clubs, ce qui compensait la mauvaise qualité des consommations servies par leurs blanches mains d'aristocrates. Dans un des cafés les plus répandus de la Golovinski, c'était la femme du chirurgien le plus renommé de la ville qui servait les clients entourée d'un essaim de jolies jeunes filles. Qui aurait été assez inconvenant, dans ces conditions, d'ingurgiter les boissons inférieures en récriminant?

J'ai fait faire des *conférences de préparation à l'externat* des hôpitaux de Paris, dont les majors X... et Chenet ont bien voulu se charger : elles devaient entretenir dans le travail intellectuel et remédier à l'interruption de leurs études six étudiants en médecine que je comprenais dans ma Formation.

Des *leçons de radiologie* ont été pratiquées par le major Lamarche avec l'assistance du médecin-auxiliaire Godefroy : de nombreuses démonstrations ont été faites à des étrangers, et même une instruction technique fut donnée à quelques médecins qui désiraient faire de la radiologie.

J'ai donné personnellement des *leçons d'anatomie* avec des moulages en couleurs et démontables merveilleux qui étaient ma propriété et que j'avais apportés de Paris : ils ont fait l'admiration de bien des collègues de Tiflis qui voulaient me les acheter. Je les ai ramenés en France où ils étaient rares en temps de guerre. Ils étaient si parfaits, si près de la vérité, que, lors de notre retour, dans les montagnes du Caucase ou sur le Volga, je n'avais qu'une crainte, c'est qu'on ouvrît les caisses qui les contenaient et que les tribus incultes qui nous ont plusieurs fois arrêtés, les prissent à première vue pour un cadavre débité en morceaux, peut-être le cadavre de l'un des leurs, et nous fissent un mauvais parti de vendetta! J'avais aussi l'intention de faire bénéficier, au point de vue anatomique, mes étudiants des autopsies qui se présenteraient, mais nous n'avons pas eu de décès; j'ai en tout cas fait disséquer les pièces anatomiques résultant de quelques amputations.

J'ai fait aussi quelques *leçons de chirurgie clinique et opératoire;* j'ai opéré plusieurs fois devant des étrangers et je me suis efforcé d'instruire chirurgicalement et même de faire opérer mes tout jeunes étudiants.

Enfin, j'ai songé à des *leçons pour l'obtention du Caducée* et des conseils pratiques ont été donnés par le médecin-auxiliaire Cognot qui a sérieusement travaillé, aux infirmiers des services pour les instruire, les perfectionner dans l'accomplissement de leurs fonctions et leur procurer l'avantage d'obtenir à un moment ce petit diplôme.

Ce n'est pas tout, j'ai organisé une *Bibliothèque scientifique*, divisée en deux sections : une *Bibliothèque chirurgicale* sous ma garde, et une *Bibliothèque médicale* confiée à la garde du major X...; j'avais, à cet effet, à Paris, fait une importante commande des livres les plus récents de nos meilleurs auteurs français. J'avais, de plus, emporté tous mes livres personnels concernant la chirurgie de guerre, mes périodiques, en particulier les Bulletins de la Société de Chirurgie parus depuis 1914. On devait me faire parvenir tous mes abonnements et des quantités de journaux médicaux et de quotidiens dont les directeurs m'avaient fait l'offre avant de partir. Malheureusement rien n'est arrivé de ces publications, et heureusement notre bibliothèque a pu nous suffire. La science, durant cette absence d'un an, n'a pas fait de tels progrès que nous puissions nous considérer comme très arriérés!

Dans un but de propagande, j'ai fait des prêts de nos livres à des collègues, médecins ou chirurgiens de Tiflis, et, comme je l'ai dit plus haut, j'ai cédé notre Bibliothèque à l'Université géorgienne et non à des particuliers.

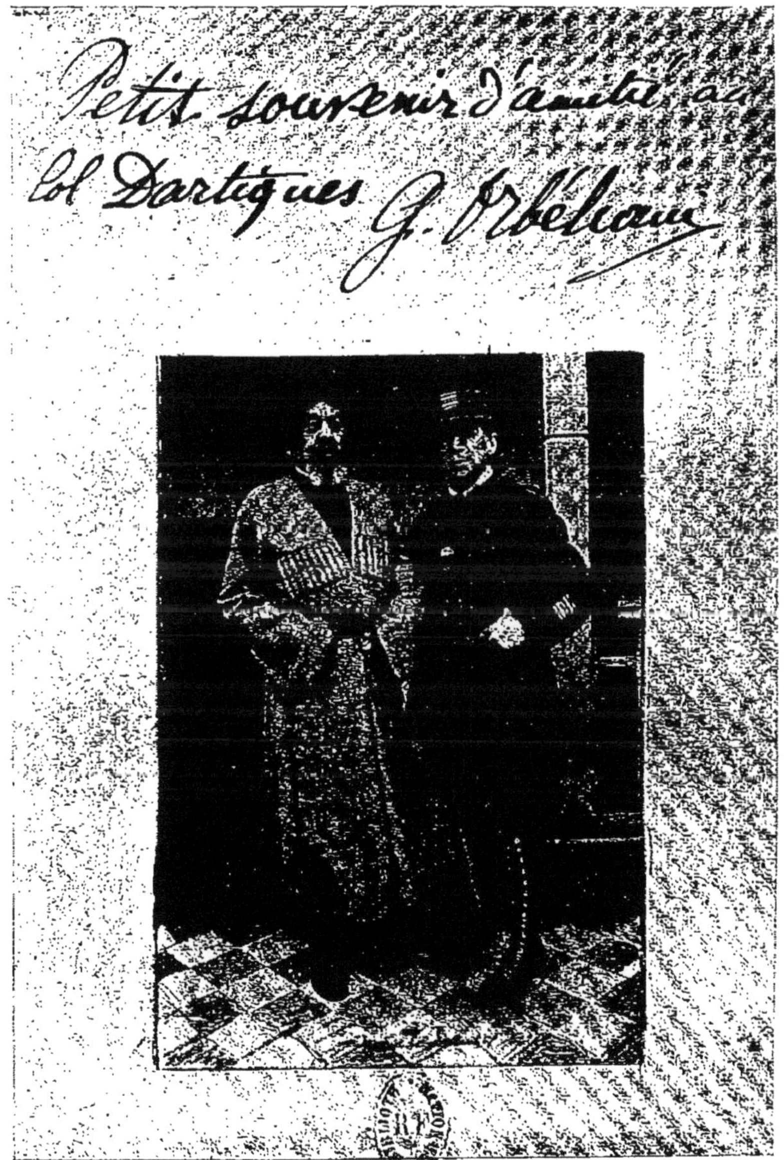

Fig. 32. — Le prince Georges Orbeliani et le Médecin-chef Dartigues.

Conférences et cours en ville par les Membres de la Mission Sanitaire.

J'avais de vastes projets sur la propagande française qui auraient eu certainement leur réalisation entière. Mais arrivait à *Tiflis* un organe (!) de propagande dont les attributions ne purent jamais être plus définies que sa compétence ! A partir de ce moment la Mission sanitaire cesse son *initiative* de la propagande qui lui avait été confiée six mois auparavant par la section des Missions au Ministère de la Guerre.

M'élevant au-dessus des questions de personnes et d'amour-propre, ne songeant qu'à servir d'une façon désintéressée la cause française dans ce pays troublé, tiraillé, disputé par toutes les influences, je fis l'accueil le plus chaleureux à ce propagandiste (!) ne pouvant me douter que ma loyauté et mon désintéressement pourraient être surpris. Je mis mon personnel et mon matériel à sa disposition, lui montrai mes plans et projets de propagande d'ailleurs en voie d'exécution, lui exposai ce qui avait été déjà réalisé depuis six mois avant sa venue, lui prêtai mon secrétaire général, mon secrétaire particulier, mon infirmier peintre et sculpteur, lui donnai toutes sortes d'indications et lui facilitai de très nombreuses relations. Je ne fus pas récompensé de tant de générosité; il chercha à s'ingérer dans les affaires de ma Mission et ne fit de son côté que propagande puérile et inefficace. Qu'on en juge : à la veille de l'occupation de Tiflis par les Turco-Allemands, les peu subtils et brouillons propagandistes faisaient des conférences *payantes* sur « la Femme française » à partir de Berthe au Grand Pied et sur « la Chanson française »!! alors que les Allemands se promenaient déjà en uniforme dans la ville, qu'un journal était édité en allemand, que les agents allemands faisaient une propagande économique intensive. Comment veut-on que par des exemples de ce genre trop fréquents, le français ne soit pas jugé l'être le plus léger du monde! Et pourquoi avons-nous la manie de « mettre des danseurs là où il faut des mathématiciens » et *vice-versa*! J'ai vu un soi-disant film de propagande qui eût pu être intéressant s'il avait été interprété par des compétences (et nous les avions ces compétences, mais on n'a eu garde d'y avoir recours), déroulé sur un drap de lit maculé et péniblement accroché dans une encoignure de salle d'où il tomba plusieurs fois : ce fut un « four » qui nous fit mal au cœur! Sans doute ce propagandiste était-il satisfait de lui et croyait-il faire, vu les circonstances graves, avec dilettantisme de la propagande en dentelles à défaut de guerre en dentelles! On l'a su par la suite, mais on ne l'a su que trop tard. D'ailleurs, il n'y avait qu'une chose au Caucase qui comptait et représentait une valeur de propagande, c'était l'hôpital avec son personnel, ses compétences, ses ressources. C'était là qu'était le vrai foyer français. Ce propagandiste n'avait aucune des qualités pour impressionner, persuader, séduire. Il ne sut et ne pouvait conquérir Tiflis. Pour de telles tâches il faut d'abord du « fond », une véritable envergure de savoir, des idées fortes et claires, un sentiment des réalisations immédiates, une perception des répercussions lointaines des actes et un je ne sais quoi qui plaît et emporte : ce je ne sais quoi est une conviction profonde, éclairée d'enthousiasme et basée sur le perceptible désintéressement. Il serait bon avant d'utiliser des agents pour un concours efficace, tout au moins de connaître leur provenance, d'éprouver leur valeur et d'approfondir leurs antécédents; sinon on risque de tomber sur des *inanités* et des *stérilités* qui n'ont d'égal que le naïf crédit apporté à la puérilité des racontars colportés par ces intelligences-fantômes!

J'estime que notre effort a été entravé par l'intromission dans la propagande d'un personnage qui a cherché à tirer à son profit l'œuvre indépendante d'une formation autonome qui ne relevait pas de lui.

Voici, cependant, ce qui a été tenté sur mon initiative et sous mon patronage :

Presque dès le début, au salon *Nazariantz*, sorte de club littéraire et artistique arménien, mon secrétaire *Mével* fit une conférence : « sur la Parisienne pendant la guerre » qui obtint un grand succès; cette conférence fut bilingue, c'est-à-dire que le conférencier la fit en français d'abord, très bien compris d'ailleurs de son public très cultivé et traduite aussi en arménien par *M. Tigrane Nazariantz*. J'écrivis à ce sujet un article intitulé « Une conférence bilingue à Tiflis » qui fit profonde impression dans le milieu arménien.

Dans les locaux de la Banque de la Noblesse Géorgienne, Mével fit plusieurs conférences pour constituer un *Comité d'Études Franco-Géorgien*. De ce Comité faisaient partie de nombreuses notabilités scientifiques, littéraires, artistiques, journalistiques, industrielles.

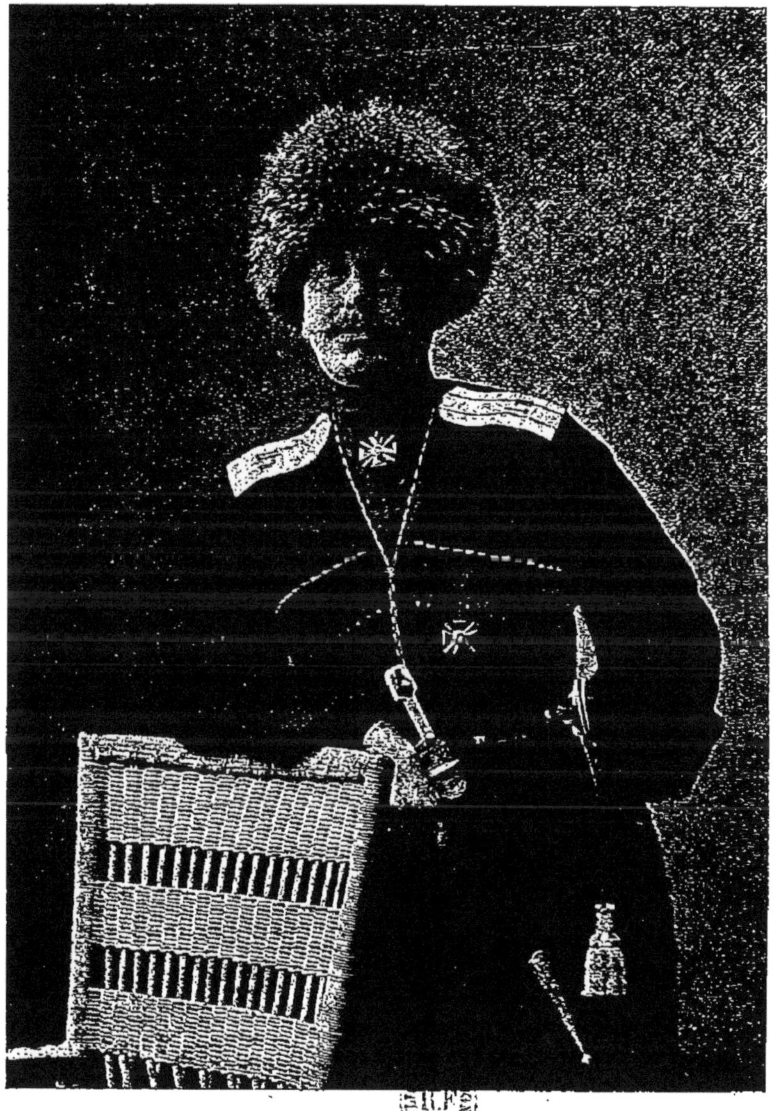

FIG. 33. — LE PRINCE NAPOLÉON MURAT, COLONEL DU RÉGIMENT DES INGOUCHES.
(D'après la photographie qu'il m'a donnée avec dédicace.)

Je présidai une de ces séances et je me chargeai de diriger plus spécialement la section scientifique de ce Comité qui devait jeter les bases d'une union entre les hommes de science et, en particulier, les médecins du Caucase avec ceux de France, afin de

déterminer un courant réciproque entre les deux pays, amener des échanges de vue, des relations intéressantes et faciliter les études scientifiques des gens du Caucase dans notre pays. A ce point de vue, c'était quelque chose d'analogue à l'Union Médicale Franco-Ibéro-Américaine ou *U M F I A*, que je créai à Paris, en 1912, avec un plein succès et à laquelle les pouvoirs publics et les corps officiels s'intéressèrent.

A propos de la disparition du grand sculpteur Rodin, ce Comité Franco-Géorgien devait, avec, à sa tête, l'éminent artiste *Nicolazdé*, qui avait été son disciple à Paris, organiser une fête commémorative qui ne put avoir lieu à cause des événements politiques. J'ai écrit à ce sujet un article sur « Le Penseur de Rodin » qui a paru dans le *Kavkazki Slovo* et qui a été traduit avec une admirable fidélité et une grande maîtrise par mon ami *M. Ananoff* lui-même, rédacteur en chef de ce grand journal. L'infirmier *Barberis*, sculpteur d'avenir, s'était chargé à ma sollicitation de faire une conférence sur « l'Œuvre de Rodin ».

Dans la Grande Bibliothèque de la Maternité, obligeamment prêtée par mon ami le Docteur *Sobiesianski*, allait être faite une conférence sur « l'Aviation Française »; à l'Etat-Major une conférence sur « Les origines de la Guerre », par mon secrétaire; à l'Ecole Réale une conférence sur « La culture physique française », par moi-même. Les événements et des concours de circonstances imprévues ne nous ont pas donné le temps de les faire, et c'est dommage car elles avaient été soigneusement préparées et étaient impatiemment attendues : elles seront d'ailleurs publiées.

Mais c'est à l'*Alliance Française* de Tiflis que nous avons apporté notre plus efficace concours. Cette filiale (il en existe une autre dans le Caucase, à Bakou) de l'Alliance française de Paris, a surtout pour but de propager la langue française. Fondée en 1910 par l'Instituteur français *Sainte-Marie*[1], elle était tombée à un certain déclin, à cause de la guerre. La venue de la Mission Sanitaire Française avec ses soixante membres lui a donné une nouvelle impulsion et un regain de vitalité. Le secrétaire général *M. Babet*, Ingénieur des Ponts-et-Chaussées, s'attacha de toute son âme au relèvement de cette Société. Je ne saurais l'oublier ni assez le

1. Ce fondateur vit encore ignoré. J'ai été le seul à connaître son existence et à lui rendre visite avec mon dévoué secrétaire Mével.

remercier pour l'effort qu'il a tenté. Grâce aux relations de quelques-uns d'entre nous et de l'activité de mon secrétaire particulier *Mével* et de mon secrétaire général *Montagnon*, la Société s'enrichit en quelques jours de plus de 200 membres.

La Princesse *Lisa Orbeliani*, descendante des derniers rois de Géorgie et dont un des ancêtres, m'a-t-elle raconté, fut reçu par Louis XIV pour établir des relations amicales et intellectuelles entre la Géorgie et la France (déjà!), la Princesse *Lisa Orbeliani*, femme distinguée, charmante et éminente, à qui est due la traduction et la mise à la scène du « Démon » du grand poète russe *Lermontoff* qui vécut autrefois à Tiflis, fut nommée présidente. Sous la présidence et sous l'égide de l'Alliance française fut inaugurée une série de conférences parmi lesquelles je mentionnerai celle si pathétique de mon ami *M. Bure*, consul général de Belgique, sur l'invasion allemande de son pays au début de la guerre. A la sollicitation de la Princesse, je m'étais engagé à faire une conférence que j'avais intitulée : « *La puissance scientifique de la France* ». J'étais sur le point de la faire quand nous dûmes quitter le Caucase. En attendant nous nous attachions surtout à faire connaître la langue française et à l'enseigner.

Mon officier gestionnaire le lieutenant *Naudy*, fit à l'Alliance Française pendant presque un semestre un cours très suivi sur l'Histoire et la Littérature de France; le sergent *Cazassus*, un cours élémentaire, le caporal *Jourdain*, un cours supérieur de français. Ils réunirent autour d'eux de nombreux élèves qui, j'ai pu le constater moi-même en y assistant, apprenaient notre langue avec facilité et un réel plaisir.

Ces deux mêmes infirmiers, instruits et heureux de travailler à la grande et intelligente tâche de propagande, érigés en professeurs, enseignèrent en un cours élémentaire et supérieur le français à de nombreux officiers du « Schtab » ou de l'Etat-Major. *Naudy*, *Cazassus*, *Jourdain*, *Mével*, ont vraiment mérité de leur pays à l'étranger et ont été avec M. *Babet*, M. *Hambadchidzé* et la princesse *Orbeliani*, les vrais piliers de restauration, si j'ose cette comparaison, de l'Alliance Française à *Tiflis*.

En décembre 1917, eut lieu l'Assemblée Générale de l'Alliance Française à l'Ecole des Cadets. La Formation Sanitaire au complet y assista pour faire œuvre de cohésion française. Par suite de manigances systématiques de parti, venues du délégué de la propagande, le sous-lieutenant X..., nous fûmes, en face du public étonné, exclus du bureau alors que deux d'entre nous, et me sera-t-il permis de me nommer, faisaient partie de l'Alliance Française de Paris depuis plus de douze ans! et avions par conséquent plus de

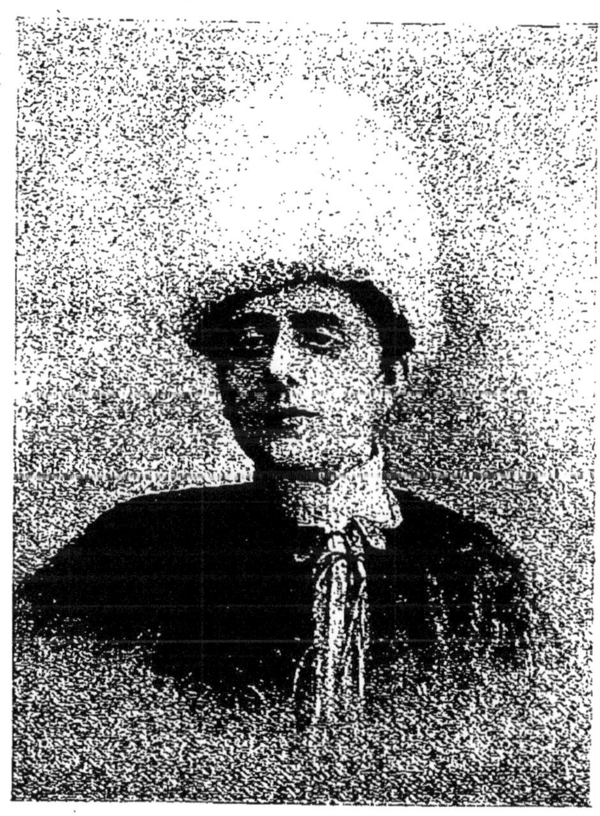

Fig. 34. — La Princesse Lisa Orbeliani,
Présidente de l'Alliance française de Tiflis.
(D'après la photographie qu'elle m'a donnée avec dédicace.)

titres que qui que ce soit à Tiflis pour y être représentés. Ce fut une indélicatesse gratuite à l'adresse des membres de la Mission sanitaire qui pour l'Alliance Française étaient les agents les plus actifs et les plus dévoués.

Je dois ajouter que beaucoup d'hommes intelligents et cultivés de ma Formation ont donné des leçons particulières de français en ville.

Des personnes notables de la ville sont venues souvent me

demander de leur envoyer de mes soldats pour instruire leurs enfants. Mais à cette occasion, me dira-t-on, avez-vous appris le russe vous autres? Nous étions 60, et certainement avec la faculté d'adaptation qu'a le Français quand il est hors de chez lui, nous arrivions tous à le baragouiner plus ou moins pour les usages de la vie courante. Mais quand nous abordions la vraie société nous n'avions pas besoin de surmener notre cérébralité, les gens mettant une bonne grâce évidente à nous parler un excellent français. Néanmoins, quelques-uns parmi nous, les jeunes surtout, ayant des vues d'avenir dans ce pays et des idées de retour, apprirent sérieusement le russe qui est une langue très belle et surtout très riche, très difficile aussi.

En tous cas, nous pouvions dire, nous, que nous avions fait des prosélytes pour notre langue et appris le français à plus de 200 Russes, Géorgiens et Arméniens! C'est quelque chose, et cela prouve bien que la Mission sanitaire a fait plus qu'œuvre sanitaire, elle a fait acte de propagande intelligente, variée, efficace et à rendement. Ce n'est pas trop s'avancer que d'affirmer bien haut qu'elle a été toute la vraie et utile Propagande française au Caucase pendant la guerre; les autres éléments sporadiques insuffisants ne comptant pas, sinon pour entraver la bonne et saine Propagande des nôtres.

Pour en finir avec ce chapitre, je dirai que j'étais entré en relations avec un nommé M. *Héroulzé*, rédacteur de la « Novoïé Vrémia », qui m'avait sollicité pour une œuvre intéressante que tout de suite j'avais accueillie et favorisée. Il s'agissait d'envoyer des équipes de jeunes cultivateurs géorgiens dans le sud de la France, de les distribuer dans les fermes et de les mettre à même d'apprendre les méthodes d'agriculture françaises qu'ils seraient revenus appliquer au Caucase. Mais pour cela il fallait leur apprendre les éléments nécessaires de français. C'est pour cela que j'avais, avec mon secrétaire *Mével*, commencé à organiser un cours de français pour ces futurs agronomes qui devaient venir s'instruire des choses de la terre sur notre vieux sol français. J'avais, du reste, mis en rapport, pour lui faciliter sa besogne, M. Héroulzé, avec mon grand ami Louis Dop, vice-président de l'Institut international agronomique à Rome où se traitent toutes les questions concernant l'agriculture dans le monde entier.

3° Propagande par la presse

Pour que la Mission française ne fût pas lettre morte, soit sur son passage à travers la Russie, soit pendant son séjour au Caucase, j'ai saisi toutes les occasions qui s'offraient pour en parler utile-

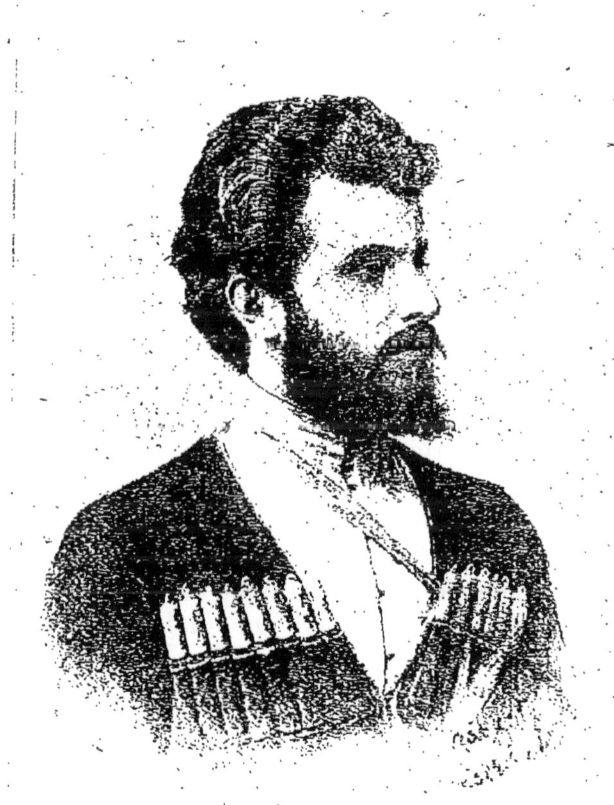

FIG. 35. — LE Dr HAMBACHIDZÉ, GÉORGIEN.
(En costume national.)
Grand ami de la France, ayant fait ses études médicales à Paris.

ment et lui donner par la voie de la presse le retentissement nécessaire.

Mon secrétaire Mével, journaliste de profession, rédacteur au *Petit Parisien* et correspondant de plusieurs grands journaux français, m'a rendu de réels services à ce sujet.

L'*Outro d'Arkangel*, *l'Outro Rossia*, *la Roslowskaïa Recht*, le *Caspy*, la *Baky Gazet*, nous interwièvèrent successivement, avides des dernières nouvelles de France et publièrent, sur notre parcours, des notes et des articles qui tracèrent un long sillage d'opinion favorable à notre œuvre ; et cela, ne l'oublions pas, en pleine Révolution, de telle sorte que nous fûmes de mieux en mieux accueillis quand on fut informé sur ce que nous venions faire. J'ai dit au début qu'on nous prit pour des échantillons de tous les peuples de la terre, même pour des Allemands, mais évidemment pas pour des Noirs, des Jaunes ou des Peaux-Rouges! et je me rappelle qu'à un moment des yeux bleus de slaves nous jetaient, qu'on me permette cette antithèse hardie, de noirs regards de soupçon, croyant que nous étions un des contingents d'avant-garde venant réprimer la Révolution. Je suis d'ailleurs convaincu, je le dis en passant, que quelques bonnes forces occidentales appuyant une orientation politique qui eût canalisé un nouveau changement de régime plus large eût, avec d'autres moyens des plus faciles à employer et qu'on devine, pu enrayer l'anarchie. Cette Révolution russe n'a pas été une Révolution de courage, revendicatrice de droits mais en même temps organisatrice de victoire comme la Révolution française; elle n'a pas été un déchaînement formidable de forces qui s'emploient utilement avec plus ou moins d'excès inévitables, elle a été un déchaînement de faiblesse, d'inertie, de lâcheté, d'égarement : elle fut une fonte dans la boue d'une belle demeure de glace et une déliquescence de tout un amalgame de peuples. La Russie fut pareille à une grande bête tout à coup libérée ayant brisé les barreaux de sa cage, et qui, allant devant elle en piétinant tout ce qu'elle trouve dans un instinct et une ignorance de brute, ne sait pas ce qu'elle veut et est destinée à être la proie du premier venu qui l'encagera à nouveau.

Il y a de grands journaux à Tiflis, russes, comme : *le Kavkazki Slovo*, *le Respublica*, *le Tfliski Listock*, *le Kavkaz* ; géorgiens, comme : *l'Alioni*, *le Sakardvelo*, *le Prométhée* ; arméniens, tels : *l'Orizon*, *le Taraz*, *l'Afburg*, *le Mchak*, etc... qui publièrent à notre sujet.

La presse de *Tiflis* nous fut dans son ensemble nettement favorable, à l'exception de deux ou trois feuilles maximalistes sans gros tirage, et naturellement d'une feuille allemande imprimée en allemand qui parut quelque temps avant notre départ.

Nous avons trouvé aux journaux un accueil empressé et une complaisance très grande, chaque fois qu'il a été utile ou nécessaire d'y avoir recours. Notre action a été souvent bienfaisante, en ce sens que nos excellentes relations avec les journaux de Tiflis nous ont permis de combattre et de contrebalancer souvent efficacement la pluie de fausses nouvelles qui provenaient de source allemande.

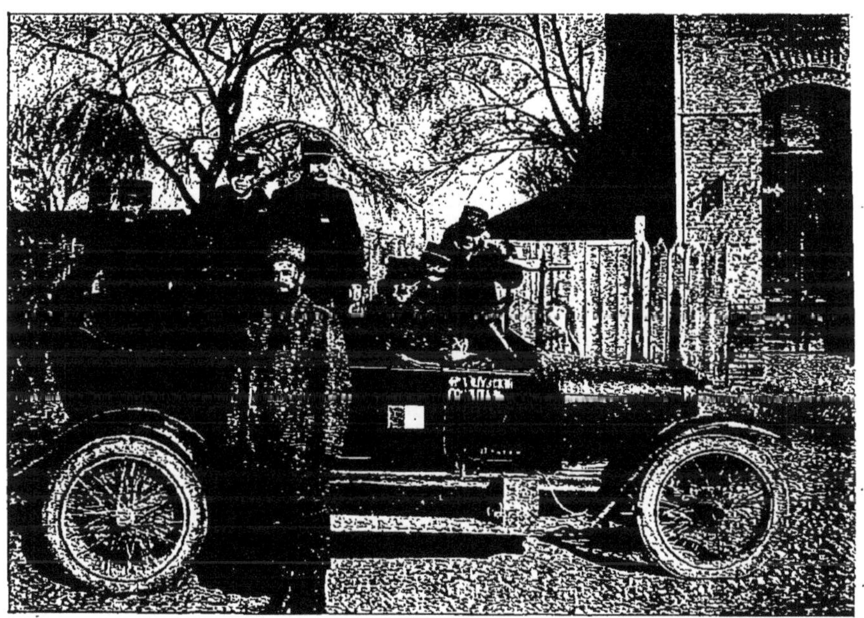

FIG. 36. — LE GÉNÉRAL LIAKOFF, VAINQUEUR DE TRÉBIZONDE (1915). Reçu à l'Hôpital chirurgical français de Tiflis.

Parmi les journalistes qui nous furent les plus hospitaliers et nous rendirent service, je dois mentionner M. *Souren Melikoff*, arménien distingué ayant fait des études à Paris, directeur de *l'Orizon* et dont nous favorisâmes le frère qui eut des facilités de quitter le Caucase en s'en retournant, une partie du voyage, avec nous. Mais je rappellerai surtout mon ami M. *Ananoff*, rédacteur en chef du principal journal de Tiflis : *le Kavkazki Slovo* (la parole du Caucase et non le Caucase slave), homme instruit, très intelligent et très serviable, connaissant à merveille le français ainsi que toute sa famille et surtout sa mère et sa sœur qui nous reçurent d'une façon charmante dans leurs luxueux et artistiques intérieurs. C'est M. *Ananoff* qui a bien voulu traduire lui-même, avec son grand talent, mon article sur « Le Penseur de Rodin ».

Je fus en rapport aussi avec MM. *Maschkow* et *Héroutzé*, correspondants de la *Novoïé-Vrémia*, avec les écrivains de talent et journalistes MM. *Tabidzé*, géorgien, et *Tigrane Nazariantz*, arménien.

Ce n'est pas tout. Nous fîmes œuvre de presse nous-mêmes à l'Hôpital français, et cela grâce à l'initiative de Mével dont je jugeai l'idée utile et que j'encourageai. Il créa pour nous le *Paris-Tiflis*.

La plupart d'entre nous, au début, ne savaient pas le russe ; beaucoup ne le surent et ne le sauront jamais; tous nous en connaissions quelques traîtres mots! Mais en attendant que nous ayons quelques russifiants et que surgît quelque linguiste slave à aptitude prodigieuse parmi nous, il fallait bien savoir au moins les grandes nouvelles.

Or, nous en étions complètement dépourvus, les journaux français ne nous parvenant pas, ne nous étant jamais parvenus. Le *Paris-Tiflis* a paru tous les jours pendant plus de trois mois. Il donnait les nouvelles du jour d'après les journaux russes (dont l'officier de ravitaillement *Rolland*, qui avait été jadis deux ans professeur à Bakou, donnait la traduction) et des renseignements de toute espèce sur l'histoire, la géographie, les mœurs du Caucase. Un numéro était distribué aux officiers, un autre aux sous-officiers, un troisième aux hommes. Un infirmier, *Barberis*, artiste de talent, s'occupait de l'illustration, et *Mével* faisait la rédaction générale.

4° Propagande par les relations et, en particulier, par le Centre d'influence et de rayonnement français constitué par l'Hôpital français où se trouvait le mess des officiers de la Mission sanitaire (1).

L'Hôpital français n'a pas été qu'un centre thérapeutique et chirurgical mis à la disposition du front du Caucase et rendant des services de toutes sortes par son personnel et son matériel à la ville. Il a été un centre de rayonnement et d'influence, et il a été

1. On comprendra l'abondance des noms cités ici et qui pourraient paraître superflus, par mon idée de documentation et mon désir de touchant souvenir envers les personnes que nous connûmes et qui furent favorables à la cause française. Ceci n'est pas un roman, mais fut la réalité.

aussi le vrai foyer français du Caucase. Tout ce qui est passé au Caucase en tant que Français, Alliés, amis, a été reçu à l'Hôpital pour l'hospitalité, le secours, l'aide et le soin. C'est ainsi que nous avons reçu les officiers français des autres Missions à Tiflis : ceux de la Mission militaire attachée à l'Etat-major du Caucase qui ont fait, tout le temps que nous avons été là, popote avec nous : le colonel d'infanterie *C.....*, le lieutenant-colonel d'artillerie, *Cha-*

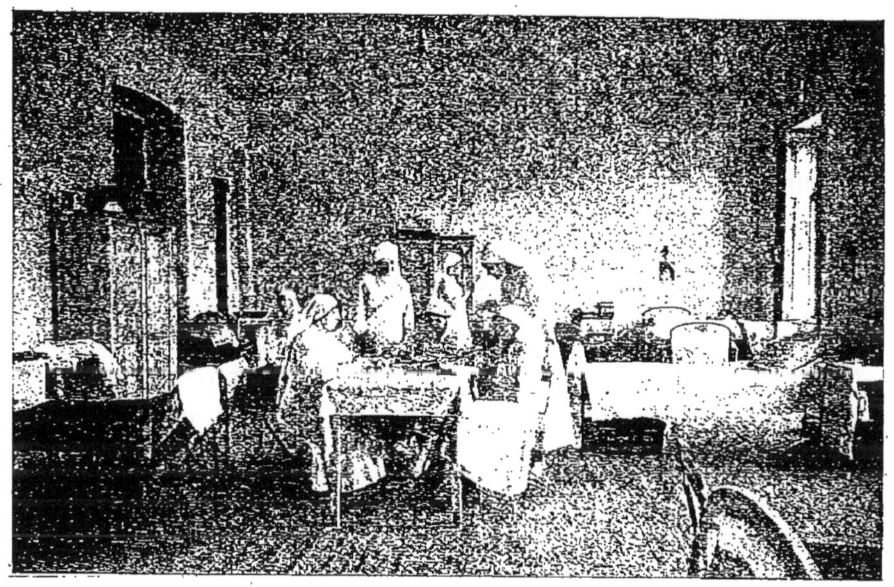

FIG. 37. — « LE GYNÉCÉE DE L'HÔPITAL FRANÇAIS ! ».
Dortoir des infirmières.

velet, le commandant de cavalerie de *Bois-Fleuri*, les lieutenants H..... et O.....; ceux de la propagande envoyés par l'Ambassade, le sous-lieutenant L..... et M. V..... La plupart de nos camarades officiers des autres missions sanitaires de *Kiew* et d'*Ourmiah* (Perse) sont venus nous voir à Tiflis.

Nous avons reçu et hospitalisé également les officiers français de passage à Tiflis et qui se rendaient à des Missions diverses, au Caucase, en Arménie, en Mésopotamie. Le plus marquant d'entre eux fut le général *Lavergne*, homme remarquable et charmant qui a succédé au général *Niessel* à Moscou, comme chef des Missions françaises en Russie, et qui fut peu après notre départ de Russie prisonnier des bolcheviks à Moscou et faillit être fusillé.

Mais nous n'avons pas eu soin que des officiers, nous avons abrité et pris en subsistance à l'Hôpital français des sous-officiers et soldats français revenant d'*Erzeroum* et de *Trébizonde*, des marins rescapés du « Saphir », des soldats arabes, belges, anglais.

Un jour, je reçus la visite du Consul de France M. de *Rettel*, qui était envoyé en Mission consulaire à Trébizonde. Il venait en plein hiver de faire la traversée du Caucase par la route géorgienne, terrible à cette époque, pour se rendre à son poste. Il arriva exténué; n'ayant pas été reçu par son collègue de Tiflis, il vint frapper à notre porte comme à un asile, hélas! asile de mort bientôt, car il mourait de pneumonie trois jours après; il fut soigné avec dévouement par le major Sarlabous et nos infirmières dans notre pavillon d'officiers. Je fis faire des funérailles solennelles par la Formation au grand complet, dignes d'un représentant de la France mort en service commandé. Le général *Nazarbekoff* vint lui-même rendre les honneurs à la tête d'un beau détachement de soldats arméniens, et je prononçai sur la tombe du consul quelques paroles au nom de la Formation sanitaire. C'est le deuxième Français qui repose en terre étrangère à Tiflis, depuis que nous y sommes apparus : l'un fut victime d'un assassin, l'autre d'un climat très dur en accomplissant son devoir.

Nous avons reçu également tous les officiers étrangers alliés à notre table, Anglais, Russes, Roumains, Géorgiens, Arméniens; des Anglais et des Roumains ont fait même, pendant les derniers temps, popote à notre table, la difficulté de la vie étant grande à Tiflis.

J'ai tenu à inaugurer une série de dîners officiels par la Mission sanitaire française, afin d'entretenir des relations cordiales avec les Alliés, les autorités et les personnalités du Caucase et leur faire honneur au nom de la France. Ces réceptions ont été l'occasion de fêtes charmantes qui ont eu un plein succès et ont beaucoup contribué à notre réputation d'hospitalité et de gaieté.

Avec les Anglais et les Russes qui n'avaient pas abandonné la partie nous avons véritablement fraternisé, et certaines soirées resteront pour nous inoubliables.

Nous avons ainsi reçu les principaux corps officiels de Tiflis et du Caucase; d'abord, le corps consulaire : le doyen des consuls, le consul d'Italie, M. *Valeri*, si intelligent et si instruit; le consul de Perse S. E. *Cherif-ed-Doulet*, si fin; le consul général de Belgique, M. *Bure*, si intéressant et qui a tant voyagé et dont la parole est si aisée; le consul d'Amérique M. *Willougby Smith*, si distingué et plein d'initiative, et le vice-consul d'Amérique le très-sympathique

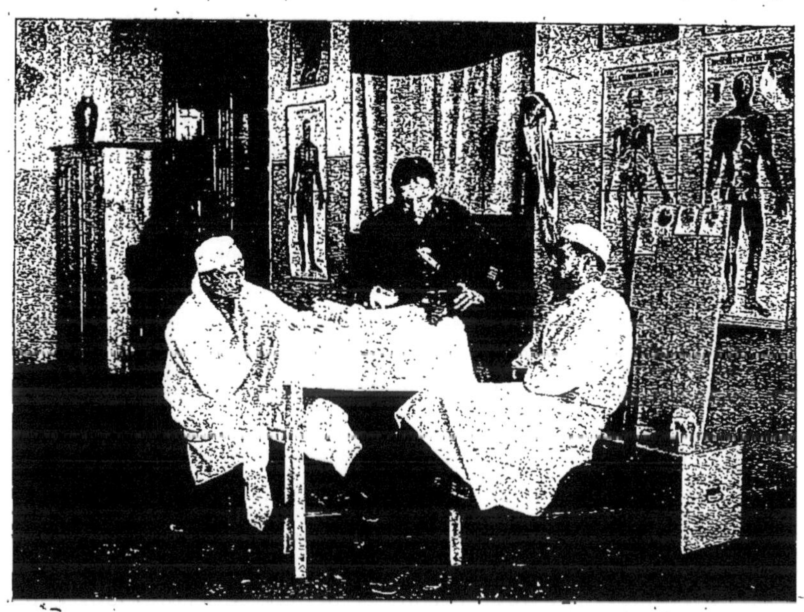

FIG. 38. — « UNE LEÇON D'ANATOMIE. »
La démonstration est faite sur une jambe d'amputé.
A remarquer les belles coupes de Farabeuf épinglées sur la planchette à droite.

M. *Doolittle*; le consul anglais M. *Stevens* si dévoué à la cause des Alliés, et son vice-consul M. *Taylor*, si bon compagnon; le consul d'Espagne et de Hollande, M. *Berberoff*, arménien, véritable orateur; le consul de France M. Z..., un peu trop enfermé peut-être dans sa tour d'ivoire persane, et dont il ne me sourit pas d'écrire le nom et pour cause... Du reste, nos relations avec les consuls Alliés et neutres de Tiflis furent toujours empreintes de la plus grande cordialité et du plus grand désir de mutuel service.

Le 31 janvier 1918 nous avons reçu dans un grand dîner les représentants de la Croix-Rouge russe qui nous fut si accueillante et si dévouée. Je ne saurais assez dire tout le bien que nous leur devons et toute l'aide qu'ils nous ont apportée, en *véritables alliés*, dont la tâche était très ingrate dans cette révolution qui bouleversait tout et rendait leur œuvre bien difficile. Dans leur inquiétude, leurs angoisses et leurs difficultés, ils ont trouvé moyen de nous aider en serviteurs vraiment dévoués de la cause commune. Dans le désastre universel de leur pays, ils se sont montrés patriotes, chose digne d'être admirée à une époque où il était dangereux de s'affirmer au milieu de la déliquescence générale. Ce n'est pas sans émotion que je me rappelle plus particulièrement les rapports excellents que j'ai eus, ainsi que mon officier d'administration Naudy, avec S. E. Mr *Goloubeff*, président de la Croix-Rouge du Caucase, avec lequel nous avons eu une collaboration presque quotidienne. S. E. Mr *Goloubeff* est le frère de M. Victor *Goloubeff*, délégué général de la Croix-Rouge en France, qui vient d'obtenir du gouvernement la « Médaille de la Reconnaissance française ». Il méritera lui aussi cette marque de reconnaissance de l'Etat pour ce qu'il a fait pour nous au Caucase. C'est un homme d'une urbanité exquise et d'une bonté admirable qui, avec une modestie extrême, a fait dans cette guerre des œuvres de bienfaisance qui ne seront pas oubliées. Il est le mari de la fille du célèbre amiral *Makaroff* qui fut tué dans la guerre russo-japonaise.

Je ne veux pas oublier de mentionner les collaborateurs de S. E. Mr *Goloubeff* qui nous furent si utiles; le Professeur *Chirokogoroff*, président du Conseil médical de la Croix-Rouge, le Professeur *Ochman*, le Dr *Iankowski*, M. *Wladimir Berger*, chef de la chancellerie, M. *Kharganoff*, directeur des dépôts de la Croix-Rouge, M. *Sakharoff*, directeur-adjoint, violoncelliste remarquable que j'ai eu l'occasion d'applaudir dans des soirées, M. *Godlewski*, ancien ministre plénipotentiaire, polyglotte de premier ordre, M. de *Yakoubleff*, secrétaire général, etc...

Dans d'autres dîners officiels nous avons reçu — et c'était autant d'occasions de fêtes agréables — les divers Etats-Majors alliés du Caucase : l'Etat-Major des armées arméniennes avec le général *Nazarbekoff*, le général *Gamazoff*, etc... qui ont lutté jusqu'au bout, il ne faut pas l'oublier et leur rendre justice, dernier noyau de résistance dans le Caucase, pour la cause des Alliés; l'Etat-Major russe avec le général *Préjevalski*, le glorieux vainqueur d'Erzeroum, le général *Lebindinski*, commandant en chef des armées du Caucase, dont la jolie fille parle si gentiment le français, les généraux *Vadbolski, Levandowski, Kalminski, Mdivani, Karganoff*, le colonel *Chatiloff*, etc..., qui voulurent bien nous honorer d'une distinction comme récompense des services que nous avons pu rendre aux armées du Caucase; l'Etat-major anglais que nous reçûmes à deux reprises, avec le général *Shore*, homme d'un caractère délicieux et très aimé de tout le monde à Tiflis, le colonel *Pike*[1], anglais parfait et distingué qui fut aussi un ami pour la Mission sanitaire, avec le colonel *Marsh* qui nous reçut avec sa charmante femme si hospitalièrement chez lui, les capitaines *Goldsmith*, homme d'action impétueuse, *Gracey, Durie, Nash*, le lieutenant *Scott*, descendant du grand Walter Scott et parent de l'héroïque Scott, l'explorateur qui atteignit le Pôle Sud, le lieutenant Scott, lettré, artiste, musicien consommé, le lieutenant *Ligner*, jeune camarade que nous aimions beaucoup. Les Anglais furent des frères, et nous nous souviendrons toujours des soirées merveilleuses passées ensemble où tous les chants de France, d'Angleterre, d'Irlande et d'Ecosse furent entonnés alternativement jusqu'à des heures avancées de la nuit au milieu de force libations des meilleurs élixirs de France et de la fumée dense et bleue des cigares. Nos amis anglais parlaient presque tous le français. C'est une erreur de croire que l'Anglais ignore les langues étrangères, aussi profonde que celle qui consiste à dire que le Français ne voyage pas. Le colonel *Pike* parlait le français et le russe très bien; quant au capitaine Goldsmith, il parlait le français comme le plus parisien des boulevardiers et pour cause, ayant épousé successivement deux Françaises. La France et l'Angleterre se pénètrent, plus souvent qu'on ne le pense, par des alliances profondes!

Tous ces repas s'accompagnaient d'innombrables toasts, la coutume en Russie et au Caucase, voulant qu'on ne boive pas un verre sans accompagner la libation d'un véritable petit discours. Combien, et de charmants où la France et sa beauté, son intelligence et sa grandeur étaient toujours exaltées, en avons-nous entendus dans toutes les langues, mais il faut bien le dire, le plus souvent en français, car on cherchait à nous faire cet honneur!

1. J'ai appris récemment avec peine la mort du colonel Pike dans les troubles survenus à Vladicaucaz après notre départ. Je l'aimais beaucoup : c'était un homme courageux et sérieux, un beau type d'Anglais. Je tiens à rendre hommage à sa mémoire.

Quand le général *Shore* nous adressa la parole à la fin d'un banquet où il tint le coup sans broncher avec une dignité anglaise admirable, c'était le soir de la prise par les Anglais de Gazeh et de Jérusalem; avec un stoïcisme merveilleux, il fit l'effort de nous parler français pendant près d'un quart d'heure; il parlait difficilement notre langue, mais son esprit lucide nous exprima de délicieuses et humoristiques choses. Naturellement, j'étais obligé de préluder ou de répondre à tous ces discours, et j'ai supporté à moi seul cette charge d'orateur qui n'était pas toujours commode, à cause de circonstances parfois délicates, et plusieurs fois je me suis trouvé dans la situation d'un artiste obligé de jouer son rôle alors que son âme est dans la peine.

Toutes ces fêtes, réceptions officielles, ainsi d'ailleurs que les principaux événements concernant la Mission sanitaire sont consignés dans un très beau Livre d'Or, calligraphié par le sergent *Cabié* et illustré d'une façon très originale par *Barberis* : il contient toutes les signatures des personnes de qualité qui sont passées chez nous; il sera déposé au Musée des Souvenirs de la Guerre, aux Invalides.

Nous avons donné à l'hôpital un dîner en l'honneur du prince *Murat* et du général *Tamantcheff*. Le prince Napoléon *Murat*, descendant du grand Joachim, roi de Naples, né à Labastide-sur-Lot, et dont la mère est une princesse géorgienne, est colonel de la division dite « sauvage » des Ingouches; c'est un charmant homme à figure énergique, chez lequel il n'est pas difficile de deviner le courage de son grand aïeul : le sang français qui bouillonne en lui et le noble sang géorgien font en lui un heureux mélange. Le général *Tamantcheff* est un parfait homme du monde; Mme la générale *Tamantcheff*, élevée à Paris, parle le français à ravir; nous serions des ingrats si nous ne rappelions qu'ils ont reçu chez eux, dans leur magnifique hôtel, les membres de la formation française avec une hospitalité charmante. Le salon de Mme *Tamantcheff* réunissait la plus grande aristocratie et la plus belle société de Tiflis.

Nous avons reçu à notre table d'officiers des quantités d'autres personnalités de la Russie, de Tiflis, du Caucase, de la Perse, etc... et, si nous étions restés davantage, si je n'avais pas eu à lutter pendant longtemps contre des embarras intérieurs, Tout-Tiflis aurait, comme je me le proposais, défilé chez nous. Généraux, colonels, princes, docteurs, professeurs, consuls, grands industriels, journalistes, hommes politiques, sont venus honorer notre table. Outre les Consuls que j'ai déjà nommés, nous avons eu parmi nous M. *Monte Santo*, vice-consul d'Amérique, à Trébizonde, M. *Collaro*, ancien agent consulaire de France, numismate dis-

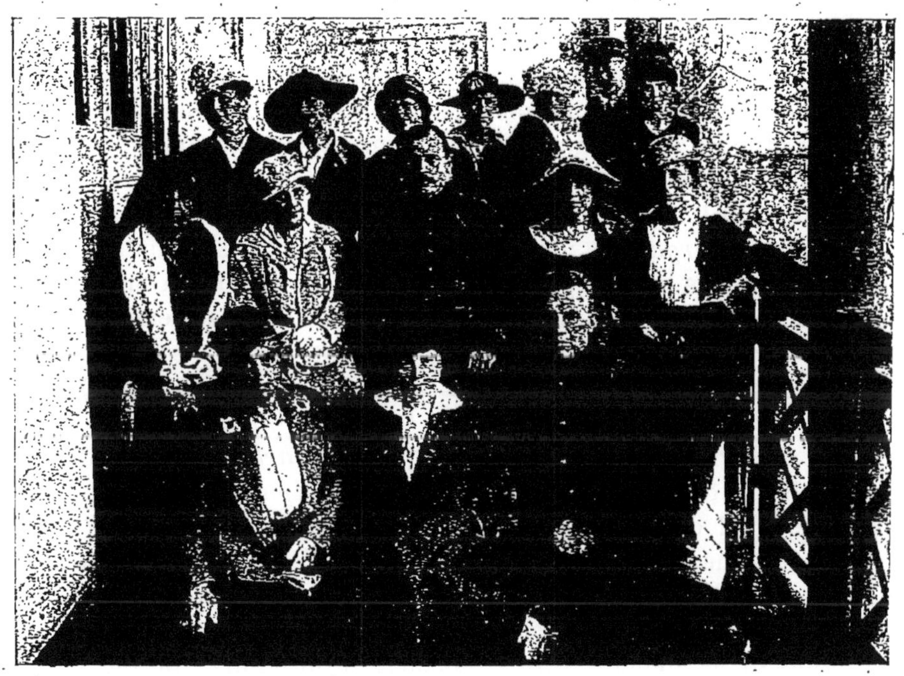

FIG. 39. — COURS D'HISTOIRE ET DE LITTÉRATURE FRANÇAISES A L'*Alliance française* DE TIFLIS.
Le lieutenant Naudy entouré de quelques-unes de ses élèves.

tingué. Nous avons eu également M. *Liautaua*, directeur de la banque à Trébizonde après la prise de cette ville.

Nous avons eu le plaisir d'avoir à notre table M. *Barby*, correspondant du *Journal* et de l'*Illustration*, auteur d'un livre retentissant « L'Arménie martyre ». J'ai donné l'hospitalité également au Dr Béchamp, neveu de l'éminent écrivain Me Delarue-Mardrus. En général les personnalités politiques étaient favorables à la France, aimaient notre pays, en connaissaient la culture et la langue et savaient l'effort héroïque accompli par la France. Quant à nous,

nous avons observé une scrupuleuse neutralité au point de vue politique et des nationalités, et cela nous a valu d'évoluer avec aisance au milieu de la situation si confuse du Caucase où s'agitent tant d'éléments disparates dans un milieu bigarré, cosmopolite, versatile à l'extrême.

Nous avons eu, presque tous les membres de la Formation, des relations très agréables avec les différents éléments étrangers de Tiflis qui nous ont reçus chez eux. Il faudrait des pages pour citer tout le monde. Personnellement, j'ai connu et fréquenté le général *Mdivani*, commandant la place de Tiflis, qui a vécu autrefois comme officier en France, dont la femme est charmante et la jeune fille un type de beauté géorgienne, les généraux *Arloff*, *Taffanoff*, *Galinzinski*, *Kalnitzki*, chef de l'Etat-Major du Caucase, le général *Kharganoff* dont toute la famille, artiste, distinguée, parle le français le plus pur. C'est la mère du général *Kharganoff* qui me pressait de venir souvent à ses soirées : « Venez, nous tenons à ce que vous veniez, vous verrez que nous ne sommes pas des sauvages! » Et de fait, dans le salon de Mme *Kharganoff* on était dans le milieu le plus exquis et le plus raffiné : je me croyais revenu à Paris. J'ai connu aussi le général *Tarkanoff*, chef de la Chancellerie des Logements, le général *Ardjevanilzé*, le général *Engelke*, chef des Voies et Communications, le général *Chelkovnikoff*, le général *Dournavo*, commandant l'artillerie et le Corps des Cadets et sa charmante jeune fille, une tennis-woman fort habile, le général *Nazarbekoff*, le dernier soutien militaire des alliés au Caucase, le général prince *Makaef*, propriétaire du local de notre « Lazaret », glorieux mutilé de la guerre russo-japonaise, de petite taille mais doué d'une voix de stentor, se réclamant avec orgueil d'être un « Kniass groudzin », un « Prince géorgien », le général *Préjevalski*, glorieux vainqueur d'Erzeroum qui occupait les loisirs de sa retraite à apprendre l'anglais par une méthode qu'il m'a indiquée et fort ingénieuse, le général *Liakoff*, le vainqueur de Trébizonde, où nous devions aller primitivement en Mission, et qui est considéré comme ayant une grande valeur militaire et un des meilleurs généraux de Russie, le général *Gabaef*, ancien chef de corps d'armée du front de Galicie et ses deux très aimables et très intelligentes filles. Je n'oublie pas non plus le Prince kurde *Kamil bey*, ami de la France, le colonel Prince *Toumanoff*, le colonel prince *Gouramoff*, de la Chancellerie des

Logements, avec lequel j'ai eu des conversations si intéressantes sur l'avenir victorieux de la France, le colonel Prince *Eristoff*, le plus élégant cavalier qui se puisse rêver et qui a jadis gagné en France de belles courses, le colonel Prince *Moukranski*, attaché au Service de santé et dont les ancêtres glorieux reposent sous les dalles géorgiennes de la vieille cathédrale de M'Chket : il possède des chevaux admirables dans son vieux château féodal ; le colonel Prince *Amilakoar* ; les colonels *Bobachewski*, *Royanoff*, *Ananio* qui porte la Croix de guerre française et dont j'aurais pris la délicieuse jeune fille comme infirmière à notre hôpital si cela m'avait été possible ; le colonel *Mdivani*, frère du général, qui a épousé une Française, le colonel baron *Wolf* dont le fils recevait des leçons de langue et littérature françaises de l'un des nôtres que j'avais désigné ; le colonel Eugène *Sovianoff*, aide-de-camp du général *Tarkhanoff*, cousin de M. *Caren Krassilnokoff* ; le colonel *Bobachewski*, le colonel *Karganitelli*, chef-adjoint de l'Etat-major du Caucase, le colonel *Redir*, le colonel *Dibolt*, directeur-adjoint du Service de santé ; le capitaine Prince *Andronikoff*, le colonel *Staroseski*, aide-de-camp du chef de la brigade persane à Téhéran ; enfin le colonel *Essadgé*, homme bienveillant, doux et exquis chez lequel j'ai reçu un accueil inoubliable : il était le chef du Service photographique et cinématographique de l'armée du Caucase ; je lui dois des documents merveilleux qu'il m'a donnés avec une générosité peu commune ; il écrit sur le Caucase un livre qui sera édité aussi en français et qui sera un véritable monument. J'ai écrit un article : « Un déjeuner chez le colonel Essadgé » où je décris des mœurs russo-géorgiennes vraiment intéressantes.

J'ai déjà parlé du prince Georges *Orbeliani* qui ressemble au Mounet-Sully des dernières années, au grand air royal — il est du reste de race royale — et aux idées républicaines ; il rêvait pour son pays une république avec un protectorat français : c'est un homme d'une érudition consommée, qui sait tout, a voyagé partout, et dont la conversation instructive est incomparable, et cela dans la langue que vous voulez !

Le prince Grégoire *Karangozoff*, âgé de 70 ans, une merveille de conservation ; c'est la figure de notre Henri IV ressuscitée ; je lui ai vu accomplir des exploits physiques extraordinaires. Le Prince *Michel de Géorgie*, cousin du prince Georges, est un admirable spécimen de la plus belle race du monde : il parle français comme un prince du langage. Le Prince Michel *Soumbatoff*, président des « Ziemski-Saïous » ou de l'Alliance des villes, n'est pas un prince fainéant; il est ingénieur distingué, a dirigé une industrie en Algérie, parle couramment toutes les langues d'Europe et d'Asie; c'est lui qui vint me prévenir, pour tâcher d'y remédier, n'ayant pas été écouté par l'attaché français, de la fermeture prochaine de la frontière persane par suite d'une erreur grave imposée à la Mission sanitaire en Perse. Je ne veux pas oublier Son Excellence M. *Fechner*, directeur du Service de santé civil du Caucase; le distingué avocat et poète *Mickiéwitch* que nous avons soigné; M. *Tatitief*, Directeur-adjoint du chemin de fer du Caucase, et son fils le lieutenant *Tatitief*, parlant le français comme un Français très cultivé, ayant fait ses études d'ingénieur à l'Ecole des Mines de Paris, commandant le train blindé sur la ligne de Bakou et que nous avons opéré et soigné à la suite d'un accident tragique. A ce propos je conserve en même temps que le major Sarlabous qui était son ami un souvenir reconnaissant pour l'Ingénieur en chef de la Compagnie du chemin de fer du Transcaucase, M. Kozakoff, qui nous avait offert son précieux concours pour nous faciliter le passage sur Bakou au moment où la Formation sanitaire commençait à être encerclée dans Tiflis et risquait d'être faite prisonnière. J'ai eu le plaisir de connaître le Prince *Bektabegoff*, prince arménien — les princes arméniens sont rares — et le Prince *Beboutoff*, attachés comme ingénieurs à la Croix-Rouge russe qui parlent français comme vous et moi, le Prince *Toumanoff* et sa famille, le Prince et la Princesse *Soumbatoff*, parents de Mme la générale *Tamantcheff*, dont une jeune et jolie Géorgienne a épousé le fils d'un de mes amis, un des plus grands chirurgiens de France, la très distinguée princesse Marie *Orbeliani*, tante du prince *Abachidzé*, les Princesses *Eristoff* et *Ratzieff*, la Princesse *Moukranski*, d'origine anglaise, la Princesse *Eristoff*, mère du colonel de cavalerie dont je parlais plus haut, et de Mmes *Domertchikoff*, dont le mari fut avant la Révolution, gouverneur de Batoum, et *Plemiankoff*, dont la fille s'annonce comme un prototype de pure beauté géorgienne, chez lesquelles j'ai eu le plaisir et l'honneur d'être reçu tant de fois d'une façon si exquise et où j'ai passé d'agréables soirées musicales — elles sont des musiciennes de grand talent; — je n'oublierai jamais leur hospitalité si géorgienne : l'étrange et extraordinaire petite Princesse *Chantcha Avan*

Icousbaschew, la Princesse *Melikoff*, la Princesse Annette *Bagratian Moukranshy*, la Princesse *Isbachoff* qui avait créé un hôpital pour les blessés du front du Caucase, la Princesse *Abachidzé*, femme du regretté Prince *Abachidzé*, commissaire du Comité provisoire, grand ami de la France, lettré merveilleux que j'ai connu à son lit de douleur, Mme *Zanfiroff*, femme de l'ancien gouverneur de Var-

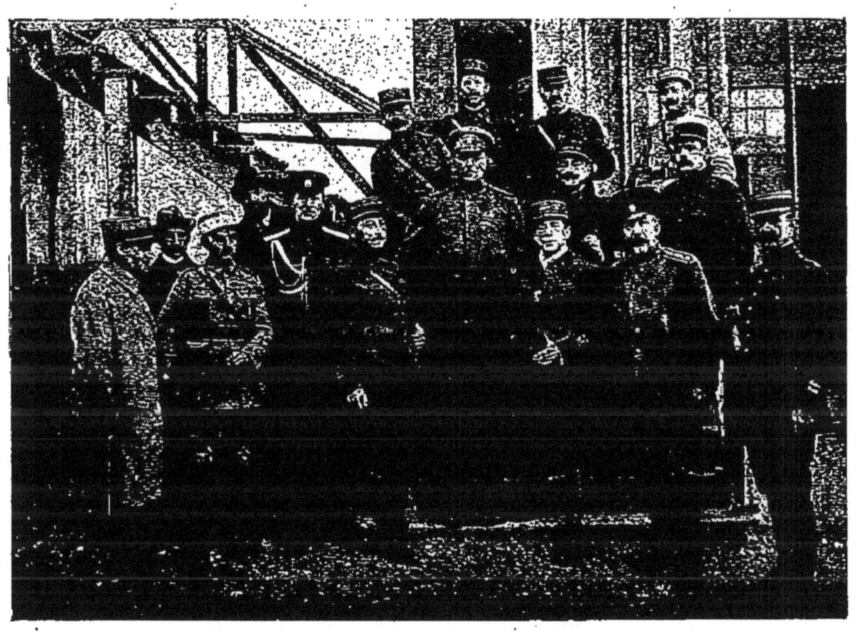

Fig. 40. — La réception a l'Hôpital français par la Mission française de l'État-Major arménien.
Au centre le général Nazarbeleoff.

sovie, Mme *Périmoff*, veuve d'un chirurgien très distingué de Tiflis, Mme *Cosakewich*, femme du général russe mort au début de la guerre, belle et séduisante; Mme *Oganoff*, belle-sœur du général *Kharganoff*. Nous avons fréquenté tous les milieux russe, arménien, géorgien, tartare. J'ai connu M. *Touromanoff*, riche industriel arménien qui fut accueillant pour plusieurs membres de la Formation. Dans la famille *Oganezoff*, dont Mlle Marguerite *Oganezoff* était assistante du Dr *Kimon*, dans la famille *Krassilnikoff*, dont plusieurs parents que je connais vivent à Paris, presque tous les nôtres reçurent la plus gracieuse hospitalité. La belle Mme *Tamara*

Oganezoff a son mari ingénieur ayant fait des études en France. Le lieutenant *Elouch Djebedari*, gracieux type de la race géorgienne, marié à une Belge, ayant vécu en Belgique avant la guerre, a reçu nombre de nos camarades de la Formation. Il m'a donné, ainsi qu'à mon secrétaire, des documents photographiques extrêmement intéressants sur le Caucase.

J'adresse un bon souvenir à M. Michel *Dechevoff*, ingénieur des Mines, qui s'est occupé de notre hôpital et à qui j'ai fait donner les leçons de français qu'il désirait.

J'ai été personnellement et particulièrement accueilli, avec le major Sarlabous, chez M. et Mme *Essein* : M. *Essein* est le premier avocat de Tiflis, et Mme *Essein* et sa sœur sont merveilleusement instruites, lettrées et polyglottes : j'ai eu avec elles les conversations les plus intéressantes et les plus élevées; il y avait dans cette famille Mme d'*Olensky* que je pris dans notre hôpital et qui nous rendit des services inappréciables comme secrétaire-interprète. Chez les *Essein* fréquentaient tous les officiers anglais et c'était chez eux un terrain de commune amitié.

J'ai été reçu avec plusieurs d'entre nous dans des milieux artistiques avec la plus grande affabilité. Je dois rappeler le souvenir charmant de la belle Mme Eva *Brunelli*, chef d'orchestre de très grand talent : chez elle j'ai eu le plaisir de faire la connaissance d'une partie de la belle société de Tiflis et de grands artistes parmi lesquelles je citerai Mlle *Sabaniewa* à la délicieuse voix, M. *Torsky* très beau tragédien. J'ai connu M. *Nicolaëf*, directeur du Conservatoire de Tiflis qui possède plus de 400 élèves : il faut dire que les jeunes gens de la ville vont au Conservatoire, non pas, comme chez nous, pour se destiner au théâtre, mais pour parfaire leur éducation artistique et musicale : on est très artiste à Tiflis. M. Nicolaëf est un virtuose incomparable et, de plus, un charmant homme. J'ai entretenu des relations amicales avec M. *Nicoladzé*, éminent sculpteur, élève de Rodin, à qui l'on doit la statue de la tombe de Djarjavadzé, le grand poète géorgien.

M. *Abouladzé*, conservateur en chef du Musée d'ethnographie et d'archéologie de Géorgie, M. *Sougoulachwili*, son adjoint, amis du Dr Hambachidzé, m'ont fait les honneurs de leur musée si curieux, avec une science consommée et une grâce parfaite : j'ai vu là des collections d'armes, de costumes, d'objets d'art et une série de portraits de prototypes de la beauté géorgienne.

Mon officier d'administration et moi avons eu à fréquenter les banques pour les besoins de notre hôpital; à un moment, coupés de toutes communications, nous avons eu des questions pécuniaires délicates qu'il a fallu résoudre. Nous y avons toujours trouvé bon accueil. Dans un moment difficile, pour nous faciliter le départ qui devenait de plus en plus impossible, je m'adressai à M. *Masmanoff*, directeur de la banque Volga-Kama, très influent et qui était très bien avec les différents éléments politiques de Tiflis, même les éléments tartares.

Pour le bien de la Formation, il n'est pas jusqu'aux milieux religieux divers avec lesquels je n'ai entretenu d'excellentes relations : c'est ainsi que j'ai connu le Père *Lazare Gozalatti*, curé de la paroisse géorgienne de l'Assomption, le Père *Raphaël Nebiéridzé*, vicaire de la même paroisse, qui parlent le français ; ils ont aimablement mis leur église à la disposition de deux membres de la Formation, l'abbé Jourdain, vicaire de Saint-Augustin, à Paris, et l'abbé Cazassus, curé de Betchad, dans le Midi. Chez le doux et hospitalier M. Baptiste *Kurktjian*, riche commerçant arménien, dans un milieu paisible et calme composé de saintes femmes et de très dignes prêtres qui me faisait l'effet de ces réunions pleines de tranquillité et de douceur évangéliques des premiers chrétiens, je n'ai pas dédaigné, avec mon officier d'administration Naudy, chose qui, de notre part, paraîtra paradoxale aux superficiels et aux gouailleurs qui n'ont que l'intelligence étroite de l'ironie, de fréquenter. Nous y avons passé de délicieuses heures que je me rappellerai toujours. C'était un contraste singulier d'être la veille dans le milieu le plus mondain, parmi les jolies mouvances des femmes belles et parfumées, au babil distrayant, et le lendemain au sein d'une austérité de bon aloi et mitigée où s'agitaient les questions intellectuelles les plus variées. J'ai connu là, chez M. Kurktjian, plus particulièrement le Père *Kalatozoff*, le Père *Antoine*, le Père *Jacques* : ils parlaient le français et l'italien, ayant tous vécu pendant un certain temps en Italie; je ne parle pas de l'arménien, du géorgien, du turc et de tant d'autres langues. Ayant jadis appris l'italien, assez estompé dans ma mémoire, sachant l'espagnol et l'anglais, je ne vous cache pas que j'étais humilié par ces braves prêtres, si savants linguistes. Le Père Kalatozoff était vicaire général de l'Administrateur apostolique des Arméniens du Caucase, en passe d'être évêque d'ailleurs ; il ressemblait étonnamment, avec sa grande barbe, son grand front et ses grands traits réguliers au Moïse de Michel-Ange qui est dans la chapelle de Saint-Pierre-aux-Liens, à Rome, sur le tombeau du pape Jules II et que j'ai maintes fois dessiné dans mon adolescence.

Comme on le voit, je n'ai pas fait œuvre de sectarisme ni d'exclusivisme, et j'ai fréquenté tout ce qui était digne de l'être à quelque opinion, religion, race, parti qu'il appartînt. Mes infirmiers-prêtres, Cazassus et Jourdain, ont fait leur devoir très bien; ils étaient en termes excellents avec leurs confrères du clergé de là-bas; ils m'ont aidé, dans leur sphère, à gagner des sympathies à la France, à la France si aimée qu'il n'y a qu'à craindre que nos modestes personnalités ne soient pas adéquates à la belle image que l'étranger s'en fait.

Nous avons, cela va de soi, été reçus avec enthousiasme par la colonie française si heureuse de revoir des compatriotes venus travailler pour l'œuvre rayonnante et lointaine de la France. Je rappelle que les dames françaises de Tiflis nous offrirent un superbe fanion brodé de leurs habiles mains. Je ne puis citer tous ceux qui nous accueillirent; qu'ils m'excusent : mais je rappelle Mme *Lauth* et ses filles, chez laquelle on installa un office franco-russe, Mme Lauth qui reçut jadis, à Tiflis, mon ami Spont, l'écrivain « pyrénéiste » le plus compétent et le plus connu, Mme *Massiou* qui fut une mère pour nos poilus, Mme *Grillet*, Mme *Fanny Scheider* qui font triompher, au Caucase, la suprême élégance des modes féminines de Paris, M. *Tollet* le doyen des Français de Tiflis, M. *Berlemont*, secrétaire du Consulat, M. *Bernex*, correspondant du *Journal de Pétrograd*, M. *Léon*, brave Auvergnat, qui en arrivant nous donna des renseignements si utiles et qui fait valoir, dans son magnifique restaurant, l'indépassable cuisine française : c'est le Vatel de Tiflis ; la famille du lieutenant *Morice*, du brigadier *Dumas*, M. *Lauzun*, secrétaire le plus récent de l'Alliance française, véritable artiste qui connaît le Caucase « comme sa poche » selon l'expression consacrée.

Je dois ajouter qu'il existe à Tiflis une véritable petite colonie suisse dont la plupart des membres appartiennent à l'enseignement et sont professeurs de français, dans les gymnases de la ville. Je citerai, en particulier, parmi eux, M. *Dudan*, esprit cultivé et distingué, dont la femme est française. La colonie anglaise était bien intéressante et très sympathique; elle avait un club en ville naturellement, mais c'est surtout chez M. et Mme Domertchikoff et chez M. et Mme Essein, que j'ai connu et fréquenté ses membres, *Mistress Harrisson* et ses filles, Miss *Scott* qui parle le russe et le français avec autant de suavité que l'anglais, ce qui n'est pas peu dire et qui traduit Shakespeare comme pas un, *Mistress Fussel-Domertchikoff*, belle-sœur de M. Domertchikoff, Australienne, dont les frères servent en France dans l'armée anglaise, patriote admirable, gardant en cachette, comme un trésor et comme une sorte de palladium sacré, le drapeau de l'*Union Jack* qu'elle a bien voulu me confier pour recevoir, mêlé à notre drapeau, les officiers de l'Etat-major anglais, nos amis. Elle s'efforçait, avec un zèle touchant et une grande intelligence de compréhension, d'apprendre le français, dont je lui ai fait connaître les grands auteurs modernes; la première phrase que nous traduisîmes est celle d'Anatole France: « Il y a des endroits de la terre si beaux qu'on voudrait les presser contre son cœur!... » Et ces terres, pour elle, c'étaient l'Australie où elle est née et a vécu, la Grande Bretagne originelle, la France de courage où ses frères se battaient.

Comme on le voit, d'après cet aperçu où j'ai dû me limiter, nous ne vécûmes pas isolés à Tiflis, et presque tout de suite nous fûmes accueillis favorablement presque partout; nous fûmes même recherchés; il se mêlait d'ailleurs un sentiment de curiosité à notre endroit dans cet accueil général.

J'ajoute que pour favoriser notre influence, étendre notre propagande, faire connaître le caractère aimable et sociable de nos nationaux, choyés et désirés partout, en tant que chef militaire aussi bien que chef administratif, scientifique et chirurgical, je n'ai pas cru devoir recourir à une discipline hermétique d'adjudant : j'ai tenu à ce que mes sous-officiers et soldats sortissent comme mes officiers, le plus possible : qu'on les vît, les entendît, les reçût; j'ai favorisé leurs sorties et accordé toutes permissions. Je ne leur ai pas fait mener une vie de caserne infructueuse, inutile et stérile : ils sont venus, on les a vus et ils ont conquis Tiflis qui, malgré l'emprise allemande passagère, conservera un souvenir profond du séjour des Français pendant une année. Oserai-je le dire en riant : me prêtant les yeux fermés, avec une bienveillance voulue, à la plus grande latitude de liberté pour mes hommes dont beaucoup étaient instruits et dont l'intelligence n'était pas parallèlement galonnée, mais utilisable et rayonnante, j'ai été, en quelque sorte, un proxénète intellectuel, ce qui reste toujours honorable !

A ce propos, je dirai qu'il est extrêmement difficile de mener un groupement d'hommes à l'étranger. Une Formation est un petit microcosme d'humanité qui peut contenir le meilleur et le pire, d'où l'on peut faire jaillir de la volonté enthousiaste, des choses sublimes, comme d'où peuvent sortir des actes bien répréhensibles. J'étais dans les conditions les plus désavantageuses puisque pendant presque tout le temps que nous sommes demeurés à Tiflis, je n'ai pas eu de rapports avec le bureau et le pouvoir central français de Pétrograd ; nous n'avons pas reçu la visite du Directeur des Missions, et cependant d'autres officiers supérieurs ont pu traverser la Russie bouleversée pour venir nous rejoindre. Ma Mission n'est connue que de ceux qui en ont fait partie et de ceux à qui elle a rendu service. Personne ne peut en parler, en vérité et en conscience, que ceux qui l'ont dirigée vraiment ou qui y ont collaboré avec bon vouloir et grandeur d'âme, pour le renom de la France. Les autres n'ont qu'à se taire ; ils n'ont pas droit à la parole ; s'ils osaient effrontément parler, ils ne profèreraient que du néant.

Je n'avais aucun moyen de coercition militaire, contre quelques défaillances, dans cet isolement complet du monde, dans cet éloignement de la France disciplinée, au milieu d'un pays en révolution, dans une ville qui offrait toutes ses tentations, sous un climat et parmi des mœurs qui portent à la paresse et à la diminution de l'énergie occidentale. Il fallait donc, dans de telles conditions, faire appel à la bonne volonté de chacun, évoquer l'idéal, ranimer l'amour-propre et les légitimes orgueils, dissiper les tristesses bien explicables, endormir « le cafard » des malheureux cardiaques de l'âme qui frisaient le déséquilibre par la souffrance aiguë de l'absence totale de nouvelles depuis des mois.

J'avoue qu'il fallait être ou un véritable fort, ou très jeune, ou très insouciant ou... je ne dirai pas encore quoi, pour résister à cette solitude, je ne parle que de la solitude vis-à-vis de la Patrie absente.

Mais je dois le dire, et c'est ce qu'il y a d'admirable chez nos Français, chaque fois qu'un changement semblait s'annoncer pour rompre la monotonie des jours, chaque fois qu'il fallait faire appel à l'action, à une réalisation prompte, au dévouement, l'individualité française apparaissait tout de suite spontanée et efficace.

C'est parce que je le savais, parce que je l'avais vu chez les miens que je n'ai jamais voulu recourir à la manière coercitive forte qui, ne faisant agir que sous la contrainte, est improductive, ou n'a qu'un minimum de rendement. Et, d'autre part, la bienveillance est souvent mal comprise et trop facilement taxée de faiblesse.

***

J'ai dit, et malheureusement ce n'a pu être qu'un long résumé, ce que la Mission sanitaire avait réalisé par le fait du fonctionnement de l'hôpital, par la parole, par la presse, par les relations entretenues par nous; qu'il me soit permis, pour terminer, d'ajouter d'autres nombreux services que nous avons pu rendre par notre organisation matérielle et nos ressources.

Nous avons soigné les familles des consuls et j'ai opéré même le personnel des divers consulats, des membres des diverses colonies; j'ai permis au major Chenet d'aller en Perse, à Téhéran, donner son conseil et ses soins ophtalmologiques à une princesse, cousine du Shah de Perse; envoyé un major sur les instances de notre compatriote, M. Robin, directeur des mines de cuivre d'Allah Verdi à 200 kilomètres de Tiflis, qui me demandait un médecin pour son second, M. Scarginski; dirigé en mission le major Lamarche à Ourmiah pour y organiser le service radiologique de la Mission française en Perse; envoyé des médicaments, du matériel et des livres à cette mission avec laquelle nous avons été quelques mois en relations; fourni un sous-officier, Lavalley, pour accompagner le colonel d'artillerie, Chavelet, à Alexandropol; (l'adjudant Piraube avait été désigné pour aller à Erzeroun) expédié le major X... à Trébizonde, pour y voir la possibilité d'organiser le service sanitaire des troupes grecques; fourni une escorte composée de Mayet, Raoult, Challaye, Fournaise, sous la conduite du major Sarlabous pour aller, en un temps de disette, chercher à Batoum un wagon de farine, à l'instigation et à la demande du consul d'Amérique Willougby Smith et du général Shore; fourni une escorte composée de Mevel, Barberis, Boué, Laurent, au général anglais Shore qui devait rejoindre Bagdad en passant par Bakou : cette escorte qui devait ramener aussi à son retour le consul anglais Mac Donald, porteur d'une grosse somme, eut les plus grandes peines à revenir après quatre tentatives infructueuses, sur une ligne plusieurs fois coupée et théâtre de nombreux massacres; fourni à une époque où il manquait à Tiflis, ou était devenu immangeable, le pain que nous fabriquions nous-mêmes, à divers généraux, princes, consuls, notabilités de la ville et aux préposés à l'agence franco-russe, que nous favorisâmes de nos divers moyens, etc...

A l'hôpital, le nombre régulier des officiers de notre popote était plus que doublé; l'hôpital était devenu un véritable hôtel. Nous y avons reçu, en outre, plus de deux cents personnalités, princes, généraux, colonels, consuls, diplomates, professeurs, docteurs, industriels; toutes les nationalités y sont passées : nous y avons eu des Russes, des Géorgiens, des Arméniens, des Tartares, des Syriens, des Persans, des Anglais, des Ecossais, des Irlandais, des Américains, des Belges, des Polonais, des Roumains, des Serbes, des Suisses, des Grecs et même une délégation d'envoyés Chaldéens, du vieux pays d'*Assour* où resplendissent dans le recul le plus profond de l'histoire Sémiramis dans « Babilou » et Assourbanipal dans les palais de Ninive aux portes monumentales flanquées des gigantesques taureaux ailés à face humaine. Ces descendants des Mages astronomes et des peuples pasteurs si magnifiquement chantés par Leconte de Lisle et Ephraïm Mikaël, ces hommes dont les antiques aïeux avaient observé, les premiers, dans le silence des nuits, la marche triomphale des étoiles qui guidaient la jeunesse du monde, venaient, ô prodige des révolutions de l'humaine aventure! demander le secours de la France et des Alliés de l'Occident contre les barbares ennemis de leur quiétude et du sommeil de leur race!

Je ne crains pas d'affirmer, et c'est par là que je clos ce chapitre, parce que c'est la vérité : à la Mission sanitaire française, à l'Hôpital chirurgical français du Caucase sont venus, nous préférant au Consul, à l'Attaché d'Etat-major, et aux gens qui ont cru devoir monopoliser la propagande à notre détriment, tous ceux qui pensaient devoir obtenir quelque chose de la France, car nous eûmes l'honneur d'être l'asile et le secours français dans ce pays éloigné où, si l'Etat ne nous avait pas envoyés, l'influence française n'eût été que des phrases engouffrées dans le vent des gorges de ses hautes montagnes!

IV

LE VOYAGE DU RETOUR

La retraite a travers la chaine du Caucase et la Russie. — La traversée de la Mer Glaciale. — L'Occident! La Grande-Bretagne! La France!

Nous sommes au mois de mai. Le Caucase que nous n'avions vu jusqu'ici que fauve et dénudé, se couvre d'une fraîche verdure gazonnée qui ne sera guère qu'une apparition, car l'été est là, flamboyant, qui va tout brûler.

Et notre tâche est consommée! Comme un fœtus d'une matrice humaine, au bout de neuf mois exactement, nous sommes expulsés de la montagne caucasienne qui accouche de nous, grandis dans son sein en une œuvre mémorable, mais prédestinés à respirer l'air de la vie sur les terres de délivrance!

C'est tant mieux! Un destin favorable avait réservé une évolution régulière à notre Formation.

Les Turco-Germains s'avancent progressivement et inéluctablement sur la ligne de chemin de fer Batoum-Bakou : des rives de la Mer Noire, où les avait apportés la trahison bolchevique, ils vont aller en longeant le soubassement montagneux de l'énorme chaîne jusqu'à la Cité des Pétroles sur la Caspienne : ils y sont arrivés, c'était prévu de tous ceux qui n'avaient pas de la nuit dans le cerveau. Au milieu de mai, ils sont aux portes de Tiflis : l'encerclement fatal dont le sentiment fit notre angoisse pendant plus de deux mois est accompli. A l'ouest, la voie de Batoum-Poti est coupée; à l'est, la voie de Bakou nous est interdite par les Tartares, d'accord avec les Turcs même contre des sanitaires; au sud, la frontière de Perse est close; au nord, nous avons devant nous la muraille formidable du Caucase que traverse dans ses altitudes l'abrupte route géorgienne, et au delà de laquelle s'étend l'immensité de la Russie presque hostile.

Notre seule chance pour sortir de cette prison de déserts et de monts où des errements, des mauvais vouloirs, et des obscurités d'intelligence conjurés nous ont laissé enfermer, est de tenter la route des abîmes.

Dans cette sorte de détresse de situation où nous étions dans l'alternative de rester prisonniers des ennemis au milieu des amis que nous étions venus secourir, ou de risquer les incertitudes d'un voyage inconnu et peut-être de nouvelles captures, je m'efforce cependant de clôturer notre œuvre de propagande par un acte de générosité.

Je vais trouver le maire de la ville qui nous avait été hospitalière, M. *Eliava*, Géorgien, avec mon ami le Dr Hambachidzé et j'offre, à Tiflis, au nom de la France, tout le matériel nécessaire pour créer un petit hôpital français ou du moins une section française dans un grand hôpital, sous la tutelle de la ville, et où le drapeau de la France serait conservé. C'était répondre d'ailleurs au vœu de création de nos Missions en Russie par lesquelles la France faisait un *don de nation à nation*, don de matériel et don de nos efforts.

J'étais le dépositaire de ce matériel pour le Caucase de par le Sous-Secrétariat de santé qui m'en laissait la responsabilité et le soin d'en disposer au mieux des intérêts de la France.

L'intérêt de la France, pour nos amis, pour nos compatriotes, c'était de faire ce don, prévu d'ailleurs? Cet intérêt n'a pas été compris d'une opiniâtreté obscure et agitée qui a gêné, à la faveur de notre isolement hiérarchique, une intéressante initiative. Cela nous a valu des difficultés qui auraient été aplanies; cela est la cause que ce matériel est à l'heure actuelle aux mains des Turco-Allemands. Nous avons pu, heureusement, sauver le reste.

* * *

Nous sommes partis en deux échelons, l'un avec des charrettes et à pied, le 14 mai 1918; l'autre avec des camions automobiles, le

15 mai. Le gouvernement du Caucase a mis la plus mauvaise volonté à nous faciliter le passage par la route géorgienne, sous la pression probable des Allemands déjà maîtres de la place : au dernier moment, ayant quitté l'hôpital et à la porte de la ville, on commença la série des chantages et on nous refusa l'essence.

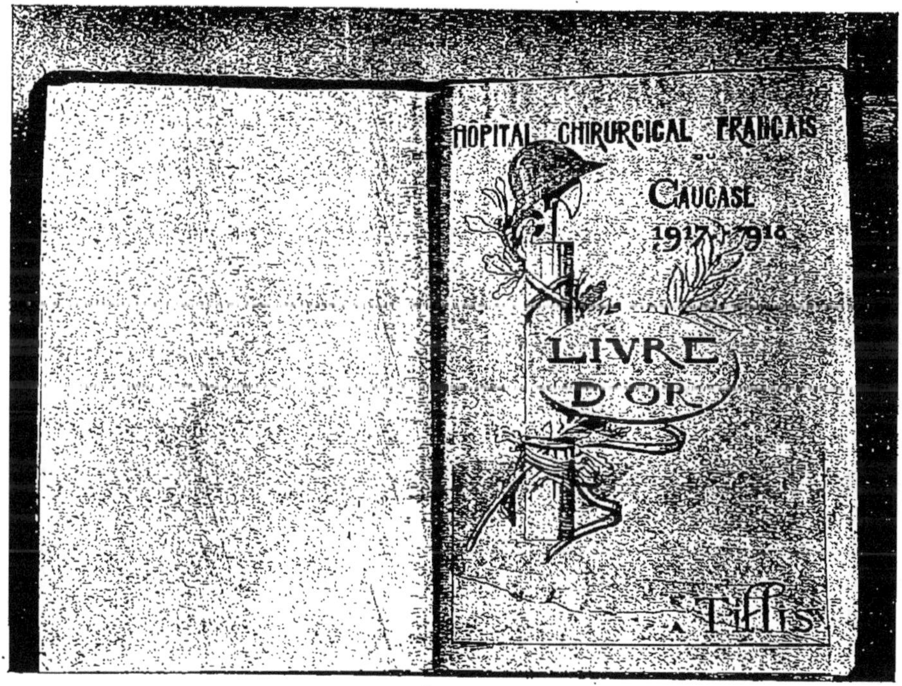

Fig. 41. — Le « Livre d'Or » de la Mission chirurgicale française du Caucase. Les planches sont en couleurs; elles sont dues au soldat *Barberis* de la Mission. Ce Livre d'Or est déposé au Musée de l'Armée.

Enfin, nous réussîmes à partir, et le lendemain même, 16 mai, dans notre pauvre hôpital abandonné qui avait été zone française et terrain neutre inviolable au milieu des troubles révolutionnaires, où nous avions travaillé de tout notre cœur sous l'égide de notre drapeau tricolore flottant dans sa fierté noble et simple; le lendemain même se présentait en grand uniforme le capitaine allemand *Kaiser* que j'avais entrevu une fois accomplissant en civil son œuvre de soubassement, accompagné d'un hussard de la Mort et du Ministre de l'intérieur *Ruschmili!* Il laissait aux Géorgiens qui avaient accepté la tutelle germanique, dont ils ignoraient encore la pesanteur, vingt-quatre heures pour déguerpir de l'hôpital dans lequel ils devaient nous succéder.

Enfin, nous entreprenons la route des convois et des caravanes, la route militaire de Géorgie qui traverse le Caucase dans une épaisseur de 210 verstes et qui zigzague à l'infini sur le flanc des montagnes pour atteindre les hauteurs. Nous croisons, sur la route étroite, des files d'arabas traînées par des quadriges de chevaux, des chariots préhistoriques que traînent lentement les noirs buffles poilus à l'aspect antédiluvien. Des troupeaux immenses de moutons, conduits par des *knias*, primitifs géorgiens coiffés d'énormes *popächs*, obstruent souvent la voie. Nos chauffeurs facétieux et pratiques descendent armés des sirènes de leur voiture et, cornant avec violence aux oreilles de ces pusillanimes animaux, jettent l'épouvante dans leur masse mouvante au milieu de laquelle nous nous livrons passage.

Le premier soir nous couchons à M'chket, la capitale sainte de la Géorgie, sorte de ville morte, et campons près de la vieille enceinte crénelée en ruine et à l'abri de la cathédrale qui de son ombre intérieure couvre les dalles funéraires des antiques rois géorgiens de la race des Cavaliers.

Après M'chket, Douchet, M'let nous traversons Ananour, Pasanaour, Goudaour, villages qui jalonnent la route dans un pays de forêts et d'ours. Vers Ananour un de nos camions énorme et surchargé, de la route où il a plu et dérapante, roule dans le ravin; heureusement il n'y a pas eu d'accident d'hommes mais un retard notable pour réparer la machine. A Pasanaour nous assistons à une scène horrible de vendetta et de lynchage sauvage d'un montagnard géant tué sur l'endroit même où il a tué, et inondant la place maudite de son crime de l'abondance bouillonnante d'un sang de taureau.

Le 18 mai nous arrivons au point le plus culminant de la route, au col de la Croix, ligne de démarcation entre l'Asie et l'Europe qu'enfin nous revoyons! Nous sommes au milieu des nevés et des glaciers et nous voyons un panorama de merveille où les parois des montagnes, les cieux et les abîmes forment un chaos prodigieux de la nature que dominent les pics blancs, les énormes massifs couverts du suaire des neiges, les crêtes dentelées comme des scies cristallines, miroitantes, bleu d'acier et violettes tour à tour. Il semble que nous fassions une retraite pour gagner les demeures célestes des divinités.

Après avoir descendu le versant nord, côtoyé les sources ferrugineuses du Terek qui semble laisser dans la vallée profonde

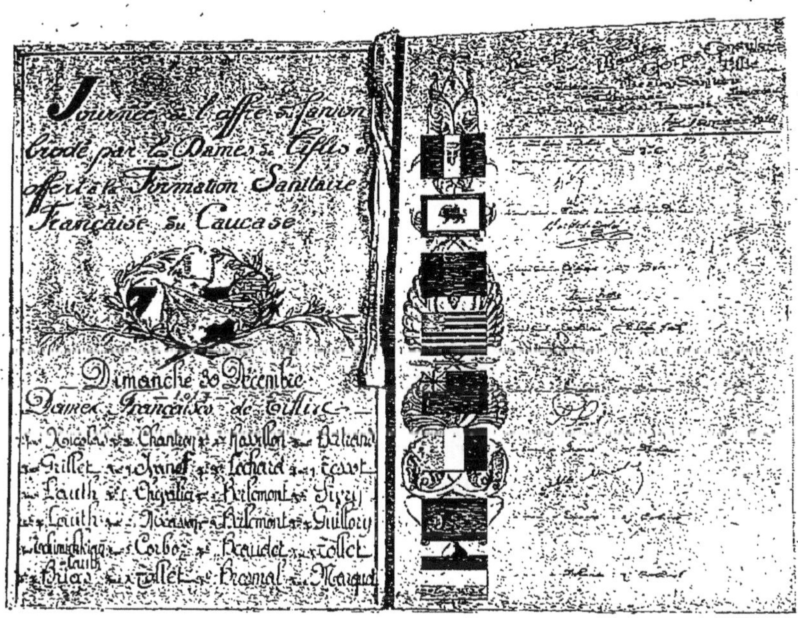

Fig. 42. — 2 pages du Livre d'Or.
La page de droite est consacrée à la réception que nous fîmes aux membres du Corps Consulaire de Tiflis.

comme une traînée de sang au fond de son lit de cailloux ocrés, nous arrivons au village de Kasbeck d'où l'on voit dans sa splendeur le Kasbeck qui a près de 6.000 mètres de hauteur. Dans l'immaculation de sa neige éternelle ce pic prodigieux ressemble à un grand lys renversé qui remplit le ciel de sa majesté devant laquelle se déroulent les nuées comme un énorme encens.

Mais nous sommes ramenés aux réalités de la route et obligés de perdre une journée et une nuit à Kasbeck, où le prince Baratoff qui commande le poste militaire, essaie d'abord de nous subtiliser une de nos camionnettes, et par des manœuvres de chantage de nous empêcher de continuer notre chemin.

Nous parvenons à repartir tout de même. Sur la route nous croisons une mâchine à écraser et tasser le caillou, abandonnée : nous ne pouvons nous empêcher, en riant, de noter en elle le symbole du fameux « rouleau russe » dont on a tant parlé avec une tranquille certitude de succès au début de la guerre!

Sur la route de Tiflis à Vladicaucaz nous avons croisé deux fois nos camarades du premier échelon qui s'en allaient en arabas et à pied. Faut-il dire pour nous rappeler, dans ce pays lointain, le thème de la fable de notre brave Lafontaine : *Le lièvre et la tortue*, que nos camarades pédestrians, tortues de la route tortueuse, arrivèrent cependant bien avant nous, automobilistes, à Vladicaucaz. Il est vrai qu'avec nos camions nous parûmes plus suspects, plus séduisants à tracasser et que nous eûmes un tas d'incidents qui sont le lot de la locomotion mécanique !

Dans les défilés de Darial nous fûmes arrêtés, toujours le fusil à la main, par des hommes à figure de brigands. Dans la profondeur obscure des défilés de Darial qui ne laisse apercevoir, quand on lève les yeux entre les deux murailles vertigineuses et à pic, qu'une étroite bande de ciel, se trouvent sur un rocher couleur de fer et de rouille les ruines sinistres du château de la reine Tamara, beauté fatale comme un sphinx, qui faisait jeter, semblable à Marguerite de Bourgogne, ses amants d'une nuit dans les flots du Terek torrentueux. La reine Tamara ! Ce nom légendaire à la triple voyelle sonore chante aux oreilles de toute la Géorgie. « On entendait la nuit, la voix de Tamara : elle était tout désir et toute volupté! » a dit en des vers immortels le grand poète russe Lermontoff qui l'a superbement évoquée. Hélas! nous n'entendîmes pas cette voix d'appel sexuel de Tamara évanouie dans le passé, mais les propos aigres des soldats du poste qui nous barraient le passage, au point qu'à un moment, nous échangeâmes des regards et tatâmes nos revolvers, pour « faire un sort » digne de la cruelle Tamara à ces importuns.

Poursuivant notre chemin, nous sommes arrêtés à nouveau par un poste de soldats ingouches. Ils se méfient que nous ayons des fusils au fond de nos voitures et dans nos caisses. C'est ainsi qu'on saisit au jeune major Lamarche une magnifique carabine qu'il rapportait comme souvenir impérissable de son voyage en Perse.

Nous arrivons au poste de Balta, à 12 verstes seulement de Vladicaucaz; là nous sommes obligés de perdre une après-midi, le gouvernement du Caucase ayant donné des ordres formels de ne pas nous laisser aller plus loin avec nos camions automobiles, et nous voilà avec la triste perspective de falloir organiser un convoi

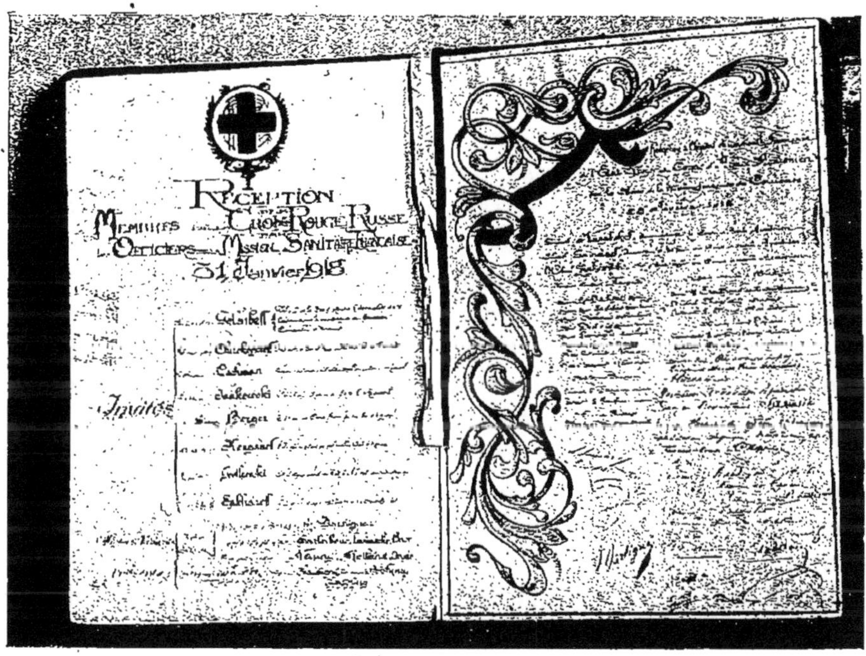

FIG. 43. — AUTRES PAGES DU « LIVRE D'OR ».
Consacrées à la réception que nous fîmes aux membres éminents de la Croix-Rouge Russe du Caucase et à l'État-Major Arménien du Caucase qui défendit le Caucase jusqu'au dernier moment contre les Turco-Allemands.

difficile en louant des charrettes pour transporter notre matériel et nos bagages. Enfin, après des pourparlers nombreux, grâce à la magnanimité et à la protection du chef des Ingouches, homme superbe, à la barbe teinte au henné, ressemblant au beau Mounet-Sully, de l'époque de sa maturité, de grande allure et de manières intelligentes et distinguées, nous passons et arrivons à Vladicaucaz le 20 mai.

Nous voilà dans le Caucase du Nord, en Russie, dans la région du Kouban, habitée par des tribus diverses de Tcherkesses, d'Ingouches, de Lesghiens, d'Ossètes, de Cosaques, etc...

A Vladicaucaz nous couchons à l'Ecole des Cadets, gracieusement mise à notre disposition; nous revoyons les officiers anglais de l'Etat-Major du Caucase qui avaient quitté Tiflis avant nous, et qui habitaient au Consulat de Belgique où j'ai eu le plaisir d'être invité plusieurs fois par eux.

Enfin, nous pouvons obtenir un train partiellement pour nous, et nous voilà partis pour la traversée de la Russie.

La première nuit, le wagon des officiers que nous avions soigneusement fait désinfecter, prend feu. Ce fut notre premier retard sur les lignes ferrées. Tout le matériel des chemins de fer est abîmé, la plupart des vitres des portières sont cassées, heureusement on est au printemps; la saleté est partout. Tout ce qui représente le bien-être, le raffinement, la civilisation, le progrès scientifique, le luxe, aux yeux des bolchewicks haineux, monde grisâtre, fourmillant et terreux, ne doit pas servir et il faut faire retour à la barbarie! Quel instinct de destruction est dans le *cœur* de l'homme, et quel instinct de création est dans son *esprit*! ne puis-je m'empêcher de penser. Mais je crois que dans l'évolution humaine et dans les âges à venir, au-dessus de la bestialité première qui assouvit ses besoins bruts de la vie et ses passions inconscientes, la force de création l'emportera, et que lorsque la civilisation arrivée à la maturité de son épanouissement mondial aura donné la certitude des bonheurs de la vie, les âmes nouvelles seront nées dans tout l'univers qui ne s'abîmeront plus dans les conflits éternels. Dans toutes les stations ce ne sont que groupes grisâtres immondes de vagues humanités jonchant partout le sol comme des cadavres, dans leur sommeil de brutes. Partout aussi ce ne sont que des foules inactives et paresseuses, qui ont la peur du travail qui assurerait le pain, comme la peur du combat qui leur donnerait la liberté vraie dans l'ordre fécond : elles mastiquent éternellement la graine de soleil qu'on dirait être l'avoine grise de ce peuple, destinée à tromper sa faim et à passer le temps, et dont l'écorce rejetée, sorte de paille hachée, envahit tout comme des confettis noirâtres le lendemain de grandes fêtes populaires!

Nous sommes, dans des arrêts parfois interminables, relégués dans des gares de marchandises en attendant de nouveaux départs problématiques et là nous vivons parfois des jours entiers au milieu de fumiers, d'accumulations fécales sous les tinettes des wagons innombrables, des détritus de nourriture innommables et entourés de gens en penailles effilochées qu'ils ne quittent jamais, couverts d'innombrables poux tenus en captivité sous leurs toques crasseuses ou leurs oripeaux sordides et puants.

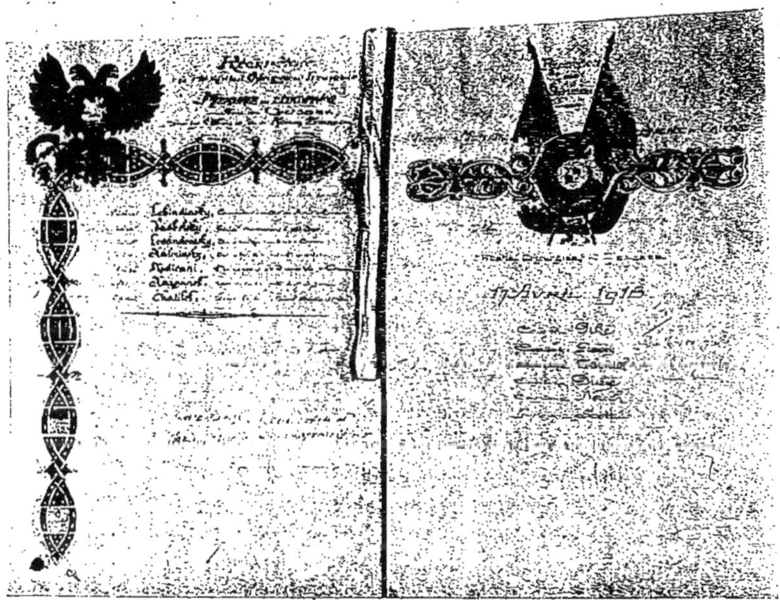

Fig. 44. — Autres pages du Livre d'Or de la Mission chirurgicale.
Réception de l'État-Major Russe du Caucase. Réception de l'État-Major Anglais.

Des enfants au teint terreux vont sous les wagons, cherchant leur nourriture et mangent des choses immondes comme des pourceaux. Nous avons pitié d'eux et leur donnons ce que nous pouvons.

Heureusement, pour compenser ces spectacles de laideur, d'ignominie et de désolation, nous avons pour reposer nos yeux les fraîches aurores aux douces couleurs de joie matinale, les midis aux flammes purifiantes et la variété des soirs tombants où le soleil, avant de disparaître, jette ses vastes lumières éparses dans l'horizon en feu ou, parfois, plaque sur le fond mauve du ciel horizontal, de larges traînées sanglantes qui semblent symboliser la rouge plaie saignante de la Russie en Révolution.

Un jour nous arrivons à Tikareskaïa, zone dangereuse : les Allemands sont à proximité. Dans la station nous trouvons des têtes étranges de révolutionnaires qui pontifient et qui sont, sans doute, des agents de l'Allemagne. On nous refuse de nous laisser aller plus loin, et quand Messieurs les bolchevicks apprennent que nous sommes une formation sanitaire, nous leur apparaissons subitement comme une bonne aubaine qu'il faut retenir : « Nous nous battons par là! avec les Allemands, disent-ils, vous allez nous servir d'ambulance! » Ils n'avaient pas de blessés, et sans savoir si nous étions des médecins, des chirurgiens, si nous avions du matériel, des médicaments, pour faire fonctionner convenablement quelque chose, n'ayant pas la moindre idée de ce qu'est une organisation sanitaire, ils trouvaient bon de nous obliger à rester parmi eux pour nous exploiter et probablement nous dérober nos modestes ressources. Le généralissime bolchevicko-tavarich, un jeune homme de 20 ans!! Entomonoff, vivant avec son Etat-major (!) dans des wagons, en gare et prêt, à tout hasard, pour les fuites lointaines, trouva que sa grandeur l'empêchait de recevoir notre délégation. Nous jouâmes de l'impuissance à rendre service et de la pauvreté qui rentre péniblement chez elle et après des discours abondants et prolixes, comme seule la Russie en détient le record, nous réussîmes à poursuivre notre route. Il eût été vraiment pénible de tomber de Charybde-boche en Sylla-bolchewick!

Nous roulons lentement sur une ligne monotone, croisant de temps en temps des trains remplis de populace qui envahit même les toitures des wagons ou s'accroche aux tampons. Les soirs venus, le soleil se couche glorieusement sur toutes ces misères, dans un ciel qui prend des grandeurs de cataclysme et où succèdent de lugubres clairs de lune.

Le 26 mai nous arrivons à Sarrepta, au matin. Un jeune officier russe pénètre dans notre wagon; il dit nous aimer et nous porter intérêt et nous recommande de ne pas pousser jusqu'à Tsaritzine qui est à 30 verstes, sur le Volga, car on annonce que cette ville va être prise par les Allemands, le soir même!

Avoir quitté Tiflis la veille de la prise de la ville par les Turco-boches, s'être échappé du Caucase avec mille peines, avoir pénétré au cœur de la Russie et venir se faire cueillir par les Allemands, c'était vraiment cruel! Et nous voilà devant l'éventualité de lâcher au bord de la voie où il aurait été tout de suite pillé notre matériel et nos bagages si péniblement ramenés, d'abandonner à leur sort des civils et des femmes que nous traînions à notre remorque sous le couvert de Mission sanitaire, de prendre individuellement le nécessaire de vivres pour quelques jours, et enfin de faire colonne pendant des jours, à travers un pays inconnu de nous, pendant 200 à 300 kilomètres vers l'Est, pour trouver une autre tête de ligne peu praticable et d'ailleurs peu sûre!

Mais comme en Russie, et surtout par cette période troublée, il ne faut pas « s'en faire » à l'avance et croire aux mille canards lancés par des gens accablés d'ignorance et dévorés du besoin de dire n'importe quoi, du moment que cela donne issue à leurs palabres, nous prenons la précaution première de nous renseigner. Mon officier de ravitaillement, Rolland, avec le chauffeur Vallot, sont envoyés en reconnaissance à Tsaritzine, avec la camionnette sanitaire que nous ramenions sur une plate-forme.

Ils reviennent le soir; ils ont vu les bolchevicks qui se sont montrés bons « tavarishes », c'est-à dire bons camarades. Notre train pourra venir à Tsaritzine; les Allemands n'y sont pas militairement; ils n'y pénètreront pas encore, mais comme les Cosaques du Donetz se battent dans cette vaste région, on ne sait pas exactement avec qui, ou entre eux, ou contre les Allemands, ou avec tout cela à la fois, dans un vague féérique, on ne laissera pas notre convoi aller plus loin. Fini le chemin de fer, fini d'habiter les wagons où nous avions pris l'habitude d'une vie de roulotte!

Enfin, advienne que pourra, nous poursuivons sur Tsaritzine où nous arrivons le soir. Cette ville, qui a environ 250.000 habitants et où se fait l'important commerce des blés de la région du Donetz, s'étend le long de la rive droite du Volga.

Le Volga géant, roulant la masse de son eau jaune et limoneuse dans une rapidité puissante, large comme un bras de mer, dont on aperçoit à peine d'une berge la berge opposée, a le plus long cours de l'Europe. Avec ses 300 affluents il est le plus grand système artériel aquatique de la Russie. Ce fleuve est une immensité! Il est si grand que c'est sur lui, même en remontant vers sa source, que nous pourrons nous rapprocher des mers.

Après plusieurs jours de démarches où nous aida le nouveau consul de France M. Charbant, le seul qui nous fut efficace : il n'était pas de la carrière! nous pûmes obtenir de la Compagnie Cavcaz y Merkury un bateau qui vint d'Astrakan, sur la Caspienne, et nous chargea à Tsaritzine, au cœur de la Russie. Nous restâmes huit jours à Tsaritzine, garés dans la station des marchandises et sur le port, dans nos wagons, à attendre notre nouveau départ et la continuation de notre voyage en voyage fluvial. Ah! nous nous les rappellerons les wagons de marchandises, sans nombre, auxquels nous étions mélangés dans le parallélisme des voies, wagons rouges estampés des aigles blancs de l'ancien empire et tellement nombreux que la paresse l'avait emporté sur l'instinct de destruction et que le tavarichisme nicheviste ne les avait pas effacés. Nous avons traversé la Russie révolutionnaire sous l'égide des aigles bicéphales de Nicolas, tzar.

*
* *

Après le Caucase en camion et en araba, après la Russie du Sud en chemin de fer, nous voici lancés dans la Russie du centre en bateau, sur un des plus grands fleuves du monde. Ce fut la partie la plus douce de notre voyage, cette partie fluviale après celle de la montagne, celle de la plaine, avant celle de la forêt, et celle de la mer.

Le bateau nous rappelle, appartenant à la Compagnie du Cavcaz, le Caucase abandonné qui nous apparaît déjà dans le lointain du souvenir comme de la distance; son nom est « Le Pétrograd », là où nous nous dirigeons ou à peu près.

Nous avons embarqué notre matériel qui, au fur et à mesure de ses transbordements successifs, souffrait de plus en plus et dont les caisses fatiguées et tapées menaçaient de s'ouvrir comme des figues mûres... C'est miracle qu'il soit arrivé à destination franque! Des quantités extraordinaires de prisonniers allemands et autrichiens circulaient dans Tsaritzine, fourmillaient dans le port où ils vivaient en faisant les coltineurs et les débardeurs. Nous en employâmes; ils travaillèrent consciencieusement et nous aidèrent sérieusement; je me souviendrai toujours de l'un d'eux; il ressemblait étonnamment à Guillaume; véritable sosie, il avait sa même structure de face, sa même physionomie, son même regard et ses mêmes moustaches en crocs pointus menaçant le ciel; il évoquait l'image de l'empereur germain déchu, dans la loque minable et souillée d'un de ses soldats esclaves, ayant perdu la belle guerre fraîche et joyeuse qu'il avait rêvée et réduit pour sa pénitence et son supplice à rouler éternellement, nouveau sizyphe égaré dans un autre empire, écroulé lui aussi, les caisses des Français qu'il avait voulu faire disparaître du monde.

Nous partîmes le 2 juin, à 2 heures du matin, passâmes successivement devant les villes de Kamouinchin, Saratow, Bolsk, Samara, Stavropol, Simbirsk, Kazan et arrivâmes à Nijni-Novgorod, le 7 juin.

La plupart des villes bâties sur des fleuves sont, pourrait-on dire, bi-latérales, c'est-à-dire à cheval sur le cours d'eau. Le Volga est si large que les cités qui sont assises, en amazone, sur ses rives sont unilatérales, c'est-à-dire construites en longueur ou en demi-cercle sur une seule rive droite ou gauche. Du reste, de Tsaritzine à Nijni-Novgorod il n'y a que deux ponts gigantesques : celui de Samara, du chemin de fer du Transibérien, et celui de Simbirsk.

Entre Samara et Simbirsk sont les célèbres défilés de Jigouli où le Volga, plus rétréci, est encaissé entre de hautes falaises à pic. Mais, hors cet étranglement de son cours, le Volga reste avec sa surface immense. L'inondation avait encore élargi sa coulée colossale et lui donnait davantage, si possible, l'aspect d'une mer où les frondaisons surnageantes des parties submergées, semblaient transformer les nombreuses îles en archipels flottants et verts.

Le fleuve monstrueux roulait sa mouvante nappe irrésistible vers les régions du Sud en ramonant et raclant la couche profonde de son lit et les parois démesurées de ses bords, brassant un immense limon, comme s'il arrachait à la terre qui l'enfantait le meilleur de sa chair.

Le « Pétrograd, » d'une marche égale et mesurée, fendait à l'avant cette eau bourbeuse et jaune, tandis que son hélice, à l'arrière, en un triple sillage, la fouettait comme une épaisse crême de fertilité. Mais à cette vision, le jour, d'immensité liquide et fauve roulant vers l'amplitude des steppes, se substituait aux approches du soir et dans des couchers de soleil féériques, une vision paradisiaque des métamorphoses de la lumière sur les miroirs irisés des eaux.

Alors, on entendait monter du bateau bondé la vieille chanson du Volga qui voltige sur toutes les lèvres des bateliers, des pêcheurs et des cavaliers qui vivent sur les côtes du fleuve fantastique, la chanson du terrible ataman des Cosaques du Don, Steinka Razin, et de la Princesse, où vibre cette strophe qui s'envole en échos dans toute la Russie méridionale :

« Volga! Volga! mat rodnaïa,
« Volga! Rouskaïa reká,
« Ne vidádal ti podárka
« Ot Donskágo kasaká.

« Volga! Volga! mer nourricière; Volga! fleuve russe, tu n'as « jamais vu le cadeau d'un cosaque du Don! »

Entre ces principales villes littorales que j'ai citées, nous avons fait escale en bien d'autres endroits et petits ports fluviaux, nous sommes passés devant de nombreux villages de pêcheurs aux maisons de bois gris, devant des petits centres essaimés de colonies allemandes qui avaient été créées par Catherine II pour le développement de l'agriculture dans ces contrées sauvages.

A Samara, à Stavropol sont des quartiers en décor, le long du fleuve, pleins de belles villas et de sanatoria où l'on soigne la tuberculose par le koumis et l'héliothérapie : ce sont des villes en partie thérapeutiques; les autres sont commerçantes ou industrielles, surtout pour les blés, le sel, les cuirs, le savon, le fer, le tabac, etc..., ou universitaires. A Simbirsk sont nés les célèbres historien russe Karamzine, romanciers Tourgueniew et Koudcharow, poète Iazikoff; à Cazan, ville musulmane et tartare, se trouve une grande université et est né le célèbre mathématicien Lobatchewski : cette dernière ville, dont les environs très jolis leur ont fait valoir le surnom de « Suisse russe » et ailleurs de « Suisse allemande », était autrefois la capitale des Tartares du Royaume de Cazan avant d'être prise en 1552 par Ivan le Terrible.

Entre toutes ces villes riveraines espacées, dont les silhouettes sont parfois grandioses avec leurs amoncellements dominés par la polychromie des hautes toitures, des tours bulbées et des dômes d'or, d'argent, de cuivre ou de plomb, sont des forêts infinies de sapins aux solitudes noires.

Ce spectacle morne de l'éternelle forêt ou de l'éternelle steppe mêlé à la mélopée des chants des bateliers, nous porte parfois à la tristesse, d'autant que, je ne sais plus où, nous avons appris de mauvaises nouvelles de France. Comment allons-nous la trouver? On parle de la marche germaine sur Paris, de l'évacuation de Paris, de l'exode de la Capitale. Si c'était vrai! quelle tristesse! que font les nôtres dans cette tourmente possible?

Nous sommes parmi les derniers bateaux qui sont passés sur le

Volga, la navigation a été interrompue après notre passage. Nous pouvons nous estimer heureux de poursuivre encore notre chemin. Plusieurs fois, il a fallu stopper et recevoir la visite des bolchewicks qui, omnipotents, font la police du fleuve, police qui est souvent un prétexte arbitraire de pillage.

Heureusement, une sagesse instinctive en même temps que raisonnée, m'avait fait économiser pendant le séjour de Tiflis notre provision de fine champagne. Nous lui dûmes souvent des facilités et même parfois notre salut! L'alcool en Russie était la toute-puissance, après le Tsar et Dieu. Le Tsar n'est plus, Dieu est momentanément obscurci, mais le troisième élément, l'alcool, de la Trinité slave a gardé et même accru de ce fait l'omnipotence entière. On a pu dire, avec juste raison, que si Nicolas II n'avait pas supprimé l'alcool à son peuple il règnerait encore! Il règnerait et l'ordre aussi, et la discipline et la force! Il règnerait par la vertu dominatrice de l'ignoble vice. L'alcool versé en torrents dans les veines de ce peuple aurait évité les torrents de sang d'une guerre prolongée par sa défection. O paradoxe! la suppression brusque de la liqueur de feu a presque tué la race géante empoisonnée. Nous savons bien, nous les médecins, qu'on ne cesse pas impunément son toxique à l'alcoolique sans lui occasionner un accès de *delirium tremens* et quelquefois la mort. La révolution bolchevique a été la crise de délirium tremens du colosse slave qui n'est pas tout à fait mort et qui revivra à cause de la vitalité ethnique primitive qui est en lui.

En Russie, celui qui, dans sa droite, tient une bouteille de vodka et surtout d'alcool où rayonne la marque de France, et dans sa gauche un flacon de parfum (parce qu'apparenté aussi à l'alcool) est maître absolu des êtres et des choses ; il détient un plus impérial pouvoir que le globe et le sceptre. C'est grâce aux fameux Martel ou Hennessy de France que nous avons pu arriver au rapatriement!

***

Nous arrivons en vue de Nijni-Novgorod le 7 juin au matin, après avoir accompli 1644 verstes, c'est-à-dire deux mille kilomètres, sur la « Mat rodnaïa » la « mer intérieure », la « Méditerranée russe » pourrait-on dire de ce fleuve inouï qu'est le Volga auprès duquel nos grands cours d'eau de France et de Grande Bretagne ne sont que de charmants ruisselets nains !

Le panorama de Nijni-Novgorod est un splendide décor qui se lève sur le quatrième acte de notre retraite, après l'épisode fluvial.

Nous sommes restés cinq jours dans cette ville célèbre des foires dont un quartier spécial contient 17 000 magasins qui ne sont ouverts qu'à cette période. Le général Lavergne nous y avait envoyé un officier pour ravitailler, sous le couvert de notre mission sanitaire, les Missions françaises de Moscou et de Moursmansk qui se trouvaient fort dépourvues. Ce fut assez difficile, car les soviets des gouvernements s'opposaient à la sortie des vivres de province à province, chacune d'elle s'efforçant de garder tout ce qu'elle pouvait pour lutter contre la famine. A notre passage, un wagon imprudemment ouvert faisait apercevoir des sacs de farine, ce qui suscita des rumeurs parmi la populace qui se plaignait que pendant qu'elle était réduite à la portion congrue, des Français emportaient de quoi faire du pain. Heureusement cela se borna à des protestations, car le soldat français en imposait à ces gens ; s'il s'était agi de leurs compatriotes ils auraient certainement « mis à sac », si je puis ainsi dire, nos sacs de farine.

Parmi tant de choses sur Nijni-Novgorod, un souvenir plus marquant me reste de cette ville marchande si curieuse, c'est celui du « Cimetière des cloches ».

On appelait ainsi un terrain, tout proche de notre débarcadère sur le Volga où se trouvaient 317 cloches de toutes variétés et de toutes grandeurs venant plus spécialement de Riga et de la Pologne russe, réfugiées et mises à l'abri, là !

De bronze ou d'argent, ciselées ou adornées de reliefs d'images saintes presque grandeur nature, couvertes d'inscriptions en lettres majuscules russes, inscriptions de donation, de vœu et d'inauguration, disposées en bandes circulaires à l'ourlet de leurs bases évasées, agrémentées de peintures polychromes, ces nombreuses cloches reposant à terre en lignées symétriques, donnaient à ce champ de la Mort des bourdonnantes sonorités, un aspect de camp de tentes métalliques. Gisantes et muettes en ce moment, leur vie auparavant était d'être dans les altitudes des tours et des clochers, régnant dans les airs où elles projetaient les ondes vibrantes, grondantes et grandissantes de leur airain frappé. Par le verbe puissant de leur métal, l'âme de la sainte Russie s'exhalait vers les espaces et vers les mystiques foules pour leur apaisement et leur espoir. Elles sont là comme mortes et comme ensevelies au cœur de la Moscovie, symbolisant l'inertie d'une Russie agonisante : elles ne sonnent plus même, paralysées, le glas des funérailles d'un peuple ; cependant la puissance de résonnance qui est en elles n'est pas éteinte, mais quelles forces surhumaines faudra-t-il, dans l'avenir prochain, pour les rejucher dans ces hauteurs où leur reviendront et la vie et la sonorité pour le tocsin gigantesque du réveil des consciences léthargiques?

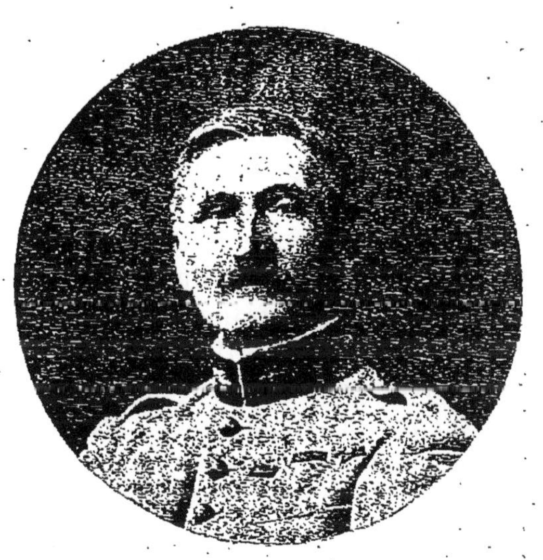

Fig. 45. — Le général Lavergne chef des Missions militaires en Russie.

Mais, je le crois, une Russie nouvelle renaîtra sortie de la forge incandescente du monde, et les cloches regagnant leurs hautes demeures ajourées retrouveront les accents de leur voix qu'elles ont puisée au feu des fournaises où leur substance en fusion prenait à la fois la forme et l'âme dans les moules profonds, et annonceront du gouffre d'ombre de leur bouche et de la langue d'airain de leurs battants énormes, les destinées nouvelles d'un peuple ressuscité !

* * *

Nous obtenons un train, que cette fois nous ne quitterons plus et qui nous amènera, par Moscou, Iaroslav, Vologda et Svanka, à la nouvelle ligne mourmane et, par elle, sur la Mer Glaciale.

De Nijni-Nvogorod à Moscou, nous traversons toujours et toujours des territoires boisés. Dans cette forêt immense qui est une sorte de désert d'arbres, c'est la clairière qui est l'oasis : la clairière où se trouve le village aux maisons bâties de rondeaux de sapin.

Le 14 juin, nous sommes à Moscou.

Quand nous le traversâmes pour la première fois, à l'aller, c'était pleins d'espérance, et comptant bien revenir en France par la Mer Noire, le Bosphore, Constantinople, la Marmara et la Méditerranée pour atterrir sur la côte du Soleil, dans notre Patrie victorieuse !

Et nous sommes à Moscou pour la deuxième fois, dans une ville bouleversée de révolution, où il est défendu de circuler en uniformes étrangers, et nous y avons de mauvaises nouvelles de notre pays. Cependant notre voyage de délivrance progresse, c'est une consolation ! Quelques-uns parmi nous déjeunent à la Mission française, où se trouvent 18 officiers en civil qui ne se font pas un mauvais sang extrême malgré la situation troublée de Moscou. Le soir, j'ai l'honneur de dîner avec le général Lavergne, chef de toutes les missions françaises en Russie. Le général, un de mes compatriotes, homme de grande valeur et fort aimable qui était venu l'hiver passé à Tiflis, dans notre hôpital, habite à Moscou un luxueux appartement, de style boche, voisin de la maison de l'ambassadeur d'Allemagne Mirbach, qui fut assassiné peu après.

Je visite à nouveau le Kremlin et le fais visiter, à maintes reprises, transformé en guide, à des camarades de ma Formation qui ne le connaissaient point. Le Kremlin, qui a souffert du siège révolutionnaire et qui a été bombardé, n'est pas extrêmement endommagé cependant ; l s portes en sont fermées y compris la porte sacrée et même protégées par des haies de fils de fer barbelés ; on n'accède dans l'enceinte tourellée et crénelée que par la porte occidentale !

Dans le Kremlin où erre partout le souvenir napoléonien qui en est inséparable se trouve le magnifique monument de briques rouges, de mosaïques d'or et de marbre rose poli comme une glace, disposé en cloître à colonnes gémellées entourant la colossale statue de bronze d'Alexandre II. Sous la voûte dorée des galeries claustrales dominant la Moscowa, sont les images en couleurs de tous les tsars et de toutes les tsarines de la Russie. Cette foule d'historiques Tout-puissants et Grands de la terre slave, semble faire un cortège en vêtements d'apparat, d'écarlate et d'or, avec le globe et le sceptre et l'aigle griffu, ailé et bicéphale, à ce géant, avant-dernier potentat de l'Empire, qui fut bon pour son immense peuple de doux moujicks mystiques, Alexandre II, voilé de noir comme un parricide qui marche à l'échafaud et paraît porter pour tous, ses ancêtres, sa descendance et ses sujets, le deuil de la nation sombrée dans la folie.

Il faut le dire, la révolution de ce peuple, dont les générations infinies furent prostrées devant les icônes saintes, ne fut pas iconoclaste. Pas d'images souillées, pas de statues brisées ! L'audace profanatrice s'est arrêtée le plus souvent devant le sacrilège définitif de la destruction, comme si elle s'inclinait devant la permanence d'une vertu de puissance qui n'a pas dit son dernier mot.

Le 17 juin, nous passons à Vologda où nous entrevoyons l'ambassadeur de France, et nous rencontrons, au bout d'un an, regagnant Pétrograd en train de luxe, le Directeur des Missions Sanitaires qui ne vint jamais visiter les Missions de Tiflis et d'Ourmiah, de telle sorte que nous fûmes laissés sans appui et sans sollicitude à notre effort et à notre souffrance.

***

Le 19 juin, nous arrivons à *Zvanka*, à trois heures de Pétrograd, Zvanka qui est la tête de ligne de la nouvelle voie ferrée : la ligne mourmane.

Le splendide port d'Arkangel, au fond de la mer Blanche, dans l'estuaire de la Dwina du Nord, bloqué par les glaces une partie de l'année, ne peut être utilisé par la ligne de chemin de fer qui en part pour aller à Moscou. Le port de Mourmansk, en Laponie, sur la côte mourmane, dans l'estuaire de la Kola, bien que beaucoup plus au nord qu'Arkangel, et dans un pays de froid plus rigoureux encore, est libre toute l'année, ses eaux n'étant pas prises à cause de la proximité du Gulf-Stream. Mais pour le rendre utilisable, on a construit une voie ferrée qui descend en ligne directe du Nord au Sud vers Pétrograd.

La ligne mourmane a été bâtie en un an par les Alliés pour qui elle constitue la seule communication de l'Occident avec la Russie ; on a utilisé des prisonniers ; les fièvres et la maladie ont fait, paraît-il, une grande consommation d'hommes pour ce travail gigantesque et rapide comme, autrefois, la construction des pyramides à laquelle étaient attelés des peuples esclaves entiers. Elle est à peine achevée et fruste : le rail est posé hâtivement d'une façon peu symétrique : les grandes vitesses n'y sont pas possibles ; nous y avons d'ailleurs une fois déraillé. Elle est comme sapée dans la forêt primitive, à coups de pioche, de hache et d'incendie. Quand nous y passâmes des équipes de coolies chinois y travaillaient encore. L'une d'elles, un jour, déblaya la voie sur laquelle un éboulement de roches s'était produit, ayant failli écraser notre train par miracle épargné, la machine ayant stoppé juste à temps au contact d'un énorme bloc.

Nous traversons de nombreuses stations, amorces de villes futures, au milieu d'évidements de la forêt noircie par le feu et abattue pour faire des espaces demi-circulaires où poussent rapidement les maisons de bois calfatées qui ne manquent pas de caractère, certainement d'aspect plus propre et plus élégant que les masures de beaucoup de nos villages et disposées pour lutter contre des froids d'hiver de plus de 50 degrés.

Nous passons à Golikovka, à Kem, à Kandelackcha, Imandra, etc... où nous trouvons la voie échelonnée et protégée par des postes français et anglais, où nous rencontrons des officiers amis venus à Tiflis l'année précédente.

Mais quelle monotonie ! qui ne manque d'ailleurs pas de majesté : la forêt toujours ; après la forêt une autre forêt ; mais non ! c'est toujours la même ! Du haut d'un aéroplane, notre train paraîtrait un long vaisseau qui laisse un sillage en clairière dans la mer immense de ces arbres.

A Golikovka, le 20 juin, nous côtoyons le grand lac Onéga, immense nappe de beauté mélancolique.

De Kem à Kandelackcha nous longeons la côte ouest de la Mer Blanche. Nous traversons une région semée de miroirs bleus de lacs qui vers le soir se couvrent de splendides cuivrures et de larges reflets mordorés.

Après Kem, nous arrivons à la *Station du Cercle Polaire* « Poliarni Krong » ; il est 2 heures du matin et il fait grand jour ; nous allons bientôt voir se coucher le soleil et se lever l'aurore presque successivement. A Kandelackcha, village de pêcheurs, mais centre important, en face d'un paysage admirable de mer doucement grise et de montagnes lointaines saupoudrées et rayées de neiges, nous pouvons, un dimanche de fête, voir de fières

Lapones, que j'appelle, en m'amusant, de fières lapines, car elles sont d'une fécondité étonnante, dans tous leurs atours bariolés des couleurs les plus éclatantes. En robes de perruches et de cacatoès, ces femmes de l'extrême nord laissent bien loin derrière elles les brunes andalouses avec les jaunes, les verts, les rouges les plus accablants de leurs étoffes.

Et nous poursuivons notre route sur les deux raies métalliques qui luisent infiniment rectilignes et s'enfoncent dans la forêt ténébreuse où nul oiseau ne chante. Nous sommes au printemps qui est l'embellissement joyeux du monde et cependant une tristesse infinie transpire de ce pays à la végétation simpliste, ce pays du noir sapin funéraire, du blanc bouleau squelettique et de la mousse feutrée, silencieuse et profonde. Quelle doit être l'horreur des hivers, pendant la longue nuit et sous le tourbillon des neiges en rafales !

A Kandelackcha, existe un petit hôpital pour scorbutiques que je visite. Je laisse à l'aide-major français, Stronberg, qui le dirige, des médicaments pour ses malades. Près de ce village se jette dans la Mer Blanche le grandiose torrent de la Chiva qui roule son tonnerre. Dans la forêt de sapins héraldiques, à l'aspect de légende, où l'on croit, à chaque instant, voir apparaître sur son destrier le jeune chevalier venant porter secours à la vierge châtelaine, la Chiva décrit un coude brusque et ses eaux chevauchantes débouchent comme une charge de cavalerie qui, en fluides crinières blanches, va se rompre sur les gros blocs polis par les écumes et le ruissellement.

Nous arrivons à Imandra à travers ce pays de bois et de marécages, qui donne l'impression d'une éponge humide en cette saison : ce pays est un filtre, le sol jute de toutes parts ; la forêt hostile et raide des colonnades innombrables et serrées des sapins où les échos répercutés de la machine semblent mesurer la solitude, est par place incendiée et calcinée : elle semble alors une forêt de désastre.

Le ciel n'éteint plus sa lumière à mesure que nous montons vers le Nord. Que de fois, avec mon camarade, le major Sarlabous, demeurés sur la plate-forme de notre wagon à contempler le paysage infiniment déroulé, quand la formation tout entière dormait dans la roulotte du train en marche, nous avons regagné nos couchettes sans savoir quand a commencé la nuit, quand a commencé le jour !

A Imandra, le chef de gare nous demande le service de transporter jusqu'à une station prochaine, un mort dans un cercueil et nous voilà traînant dans le wagon de queue ce funèbre colis ! Je ne puis m'empêcher de voir là le symbole présent de la Russie : poids mort à la remorque de la France.

A un moment nous passons devant un cimetière curieux : il contient une unique tombe dans le grand carré de son champ clos et nu ; mais ce mort ne sera bientôt plus seul dans ce pays de malaria où les habitants se promènent avec un branchage feuillu à la main en guise d'éventail, pour chasser les moustiques.

Le chemin de fer arrive sur la Kola, rivière au nom médicamenteux et réconfortant, et la longe.

Enfin nous parvenons à Mourmansk, base navale nouvelle créée par les Alliés, beau port abrité sur la Kola où la marée se fait sentir à 30 kilomètres de la côte. Il y a là des cuirassés russes, américains, français et surtout anglais ; il y a aussi de nombreux cargos camouflés qui, de loin, semblent d'énormes peaux de zèbre, de girafe ou de panthère, flottant sur l'eau. C'est le général anglais Poole qui a le commandement des forces alliées dans cette région, ce port qu'on agrandit, cette ville récente qu'on bâtit fébrilement en larges avenues tirées au cordeau où chaque jour s'élèvent de nouvelles maisons de bois. Mourmansk est un centre d'avenir. Les Anglais y ont de grands camps ; ils y jouent naturellement au football ; ils allaient avoir un beau navire hôpital ; leur matériel est magnifique. Officiers anglais et français vivent en partie dans des wagons sur le port. Les Français ont un petit hôpital en baraques qui a été organisé avec intelligence par le Dr Babin, médecin de l'*Amiral Aube*, qui y a soigné avec dévouement les nombreux français et alliés réfugiés venant de toutes les parties de la Russie et atteints de la variole qui, à un moment, a sévi durement.

J'ai le plaisir de déjeuner à bord de l'*Amiral Aube* où j'ai l'honneur d'être reçu par le commandant Petit, homme de grande valeur et charmant, à qui je cède mon aide-major Godefroy qui remplacera son médecin en second envoyé en mission sanitaire à Navalock.

Le général du « commandement suprême ! » comme disent avec grandiloquence nos amis italiens, Poole, m'envoie son chef sanitaire, le très sympathique colonel Dermodt à qui je fais visiter notre convoi sanitaire de wagons qui nous ont amenés de Moscou.

Après cette visite, le commandement anglais, d'accord avec le commandement français à la tête duquel se trouve le colonel Levêque, homme calme et d'esprit juste, décide qu'on gardera pour le service des alliés un médecin et quelques infirmiers de ma mission qui seront attachés au petit hôpital français.

Nous vivons, dans nos wagons alignés sur une voie tout au bord de la Kola, pendant quelques jours, comme en villégiature, villégiature un peu gâtée par la chaleur et surtout les moustiques.

Nous ne rentrons pas en France par Marseille comme nous l'avions espéré au début de notre mission, mais, par compensation, sur la *City of Marseilles* où nous embarquons le 3 juillet 1918, exactement un an, jour pour jour, après notre embarquement à Lorient!

Et nous revoici en pleine mer glaciale, dans le brouillard et dans le froid, portant tous par ordre, sur le pont, nos « life-body jacket » ou ceintures de sauvetage, dont un coussin bombé sur le dos, avec l'indication « back », nous transforme en bossus, et dont l'autre coussin, marqué de grosses lettres noires sur fond blanc « front » « devant » appliqué sur la poitrine, en donnent une avantageuse aux passagères plates qui n'en ont pas!

Quelle solitude sur ces mers désolées! Nous avons été accompagnés tout le temps par un vaillant chalutier et un jour avant d'atterrir, deux contre-torpilleurs annoncés par sans fil sont venus au-devant de nous et nous ont fait ensuite un cortège protecteur.

De pauvres malades serbes que nous ramenions sont morts au fond des cales, et sont jetés à la mer.

Nous ramenons, sous le couvert de la Mission sanitaire, depuis Moscou, le général Haller, dont la tête était mise à prix par les Austro-Allemands et qui, depuis, a été investi en France du commandement des légions polonaises.

Enfin, nous voyons les côtes hospitalières de l'Ecosse! Les chênes et les ormes sur les falaises nous montrent au loin les ballons ronds de leurs vertes frondaisons. Quelle délicieuse sensation de la vue! Et comme elle nous fait du bien après les milliers de verstes où éternellement nous avons vu les coniques sapins de deuil et les branches décharnées des blancs bouleaux!

Le 9 juillet, à une heure de l'après-midi, nous sommes dans la belle rade d'Invergordon et nous abordons enfin la terre occidentale et civilisée : ça se voit! Nous repartons bientôt, traversons la délicieuse Ecosse, pays d'Ivanhoë et de Lucie de Lammermoor qui vous donne envie de relire le Walter Scott qui charma notre adolescence. Nous voyons partout de glorieux blessés que leur mutilation n'empèche pas de travailler encore pour la grande cause.

Nous traversons la ville de Perth où nous ne voyons pas seulement « la jolie fille » mais les jolies filles, et les grandes villes de l'Angleterre haletantes du travail de la guerre. Partout la propreté, partout des champs soigneusement cultivés dans leur symétrie gracieuse. On sent que nous sommes en pays de civilisation où règnent le savoir, la vieille expérience, la méthode, l'ordre et le labeur rapide.

Pendant que le train nous emporte dans sa vitesse, nous causons avec des officiers supérieurs que nous ramenons. Nous évoquons le pays lointain d'où nous venons, parlons de maladies et spécialement de typhus exanthématique que l'un d'eux, homme extrêmement intelligent et sympathique, appelle le plus sérieusement du monde : le typhus mathématique! Cette dénomination, vraiment amusante, ne me surprend pas dans la bouche d'un ancien polytechnicien où elle est toute naturelle.

Partout les Ecossais et les Anglais nous font fête sur notre passage. Nous voici à Southampton, puis ballottés sur le *Channel* dans la course vertigineuse d'un petit bateau français « *La France* » bondé à craquer de Français, de Serbes, de Polonais ramenés de Russie, puis enfin au Havre, en France!

Nous sommes à Paris le 13 juillet, la veille de la fête nationale. L'heure était grave et solennelle pour la France qui attendait l'oscillation du Destin.

Nous avons eu le bonheur, comme récompense de notre longue randonnée et de notre exil où nous sommes restés cinq mois sans nouvelles, de revenir sur le sol de la Patrie pour y voir luire l'aube de la victoire.

Nous venions du pays de l'ancienne Colchide, au sud du Caucase, où Jason conduisit ses Argonautes. Nous ne ramenions pas de la Mingrélie actuelle la légendaire Toison d'Or, mais nous étions tous, ceux de ma Mission, sains et saufs et nous rapportions le plus merveilleux des trésors : l'Espérance!

V

CONCLUSION

Tel est donc, condensé, le récit de la Mission sanitaire française au Caucase.

On a vu le but pour lequel nous sommes partis, notre voyage d'aller, notre séjour à Tiflis, notre œuvre sanitaire, notre œuvre de propagande, notre voyage de retour.

Notre bilan est celui-ci : 24 000 kilomètres, 9 mois de séjour, 100 jours de voyage!

Je disais au début que l'Histoire retiendra de cette guerre, la plus grande qui fut jamais, la manifestation de vitalité inouïe de la France, qu'on disait épuisée. Au milieu de son effort désespéré de lutte contre l'envahisseur, saignante de toutes parts, frissonnante d'horreur furieuse et de courage pour défendre sa terre dilacérée par l'ennemi le plus impitoyable, faisant appel à toutes les ressources de son génie inventif pour faire face à la multiplicité des dangers, aux armes et aux formes de combat longuement préparées par un adversaire qui a vécu un demi-siècle pour un rêve immense et fou de pillage, de sang et de domination, la France a trouvé moyen, en même temps, d'envoyer dans le monde étonné les fils de sa race pour y clamer son appel, répandre son conseil, porter le fruit de son expérience, et même prodiguer son soutien.

Cette chose fera l'admiration de tous les temps à venir. Des missions, sortes de colonies mobiles, ont été dirigées par elle, dans toutes les parties du globe; la Serbie, la Roumanie, la Grèce, l'Italie, le Portugal, l'Espagne, la Russie, la Sibérie, le Caucase, la Perse, les Etats-Unis, les Républiques sud-américaines, ont vu les enfants de la France.

Servir son pays, partout où est exigée sa présence, est un égal devoir et un égal honneur. C'est un trop puéril amour-propre que d'en discuter les nuances et d'en faire prévaloir les glorioles individuelles. L'important est de remplir ce devoir avec une compréhension efficace et d'être digne de cet honneur. Dans cette guerre de vie et de mort qui a fait trembler la terre, s'ouvrir les écluses de sang, se soulever toutes les passions, une seule chose était intéressante, une seule, c'était de faire triompher la cause sacrée.

Tous ceux qui sont allés vers les destinations lointaines, ont risqué et combattu aussi pour l'évidence du Droit et pour la Vérité, mais ils ont eu, de plus, l'occasion de recueillir d'utiles enseignements et de remporter de grands souvenirs. C'est le cas pour ceux de la Mission sanitaire chirurgicale française du Caucase.

Nous avons assisté, en passant, au spectacle d'un pays livré à l'anarchie la plus douloureuse. L'humanité a connu les écroulements d'empires et les chutes de dynasties depuis les temps les plus anciens, elle a été l'actrice de révolutions sans nombre et terribles, mais elle n'avait jamais vu la déliquescence de tout un peuple en quelques mois qui l'a réduit au *nihilisme*, néant de pensée et d'action, qu'il semble avoir pressenti en inventant ce mot naguère. Les nations dans leur besoin de renouveau, d'amélioration et de progrès ont été en mal d'enfantement et se sont efforcées toujours de créer et de dresser un état meilleur sur les emplacements de destruction : on n'avait jamais vu une nation renoncer à la fois à tous ses prestiges, à toutes ses vertus acquises, fuir l'action et être saisie d'une immense léthargie.

La Russie était en proie à ses défauts; elle avait ses pourritures d'en haut, comme ses déchéances d'en bas, mais elle avait une belle façade, elle avait sa puissance de jeune race, ses grandeurs, ses beautés morales et intellectuelles et, malgré tout, elle avait accédé à l'ordre et la discipline qui seuls assurent la cohésion, la force et la fécondité du travail. C'était peut-être une discipline de knout, mais c'était mieux tout de même qu'une indiscipline de tuerie et de sauvagerie. Cette révolution a fait remonter à la surface du flot social toutes les scories et tous les instincts féroces des bas-fonds humains; les ténèbres de l'ignorance sont venues submerger comme un orage les belles lueurs d'aurore qui montaient à l'horizon de ce peuple formidable tombé à la faiblesse, à la paresse et à la détresse. Dans notre rêve tourmenté de le voir toujours plus libre, nous croyons l'homme meilleur qu'il n'est. Il est au contraire un formidable et troublant mélange des possibilités les plus belles du sublime et du bien et des possibilités les plus laides du mal. Fou ou inintelligent est celui qui ne voit que le peuple, être collectif, comme un enfant a besoin d'être élevé, éduqué et instruit avant d'arriver à la pleine conscience de ses devoirs comme de ses droits. Rien ne se crée de stable en dehors de l'évolution progressive. Il faut ouvrir, larges, les cages sociales, mais quand ceux qui les habitent sont apprivoisés et capables de se guider eux-mêmes, sinon on ne libère que des bêtes monstrueuses qui dévorent leurs gardiens, ce qui ne serait pas toujours un mal, et s'entre-dévorent ensuite.

Si l'on veut, malgré les plus légitimes revendications et les idées les plus avancées, se guérir de l'anarchie, il n'y a qu'à voir le tableau misérable d'une humanité retournée à l'enfance et à la bestialité des instincts primitifs.

Nous avons vu ce tableau, mais je ne crois pas, à coup sûr, que nous ayons vu la vraie Russie. Nous avons assisté à l'état éphémère d'un cataclysme et nous avons vu dispersés les débris d'une vaste tempête. Il existe une vraie Russie, un peu composite et qui renaîtra plus compacte et plus harmonieuse : en elle sont des forces jeunes et des richesses incomparables.

Nous avons vu surtout le Caucase qui a ses aspirations particulières comme son histoire propre et ses valables droits. Nous y avons assisté à la répercussion du vaste drame compliqué de questions nombreuses résultant de la variété ethnique, des rivalités en jeu, des intérêts opposés qui caractérisent la situation de ce pays abandonné à son isolement et à la menace prévue et fatale des Turco-Allemands devant lesquels nous avons dû céder la place.

Mais nous n'y avons pas perdu tout à fait notre temps et notre peine. J'ose dire que si le Caucase n'était pas perdu momentanément pour nous, et s'il y avait un effort à faire pour la cause française dans ce pays, si cela était à recommencer il faudrait, malgré les obstacles rencontrés et les déceptions subies, faire à nouveau cet effort de propagande par le moyen qui est sans contredit le plus puissant et le plus actif : celui d'une mission sanitaire qui, par son travail médico-chirurgical proprement dit, les éléments d'intellectualité, de savoir et d'aptitudes variées qu'elle peut renfermer, possède le rendement le plus appréciable, le plus varié et le plus tangible.

J'affirme que la France, dans son effort de dispensation de son action lointaine, n'a pas fait inutilement une dispersion des forces dont elle avait tant besoin chez elle.

Les personnalités influentes et intelligentes que j'ai vues au Caucase me permettent de dire qu'elles considèrent la situation actuelle de leur pays comme une situation absolument transitoire au point de vue politique comme au point de vue économique, situation subie et dont le règlement par l'empire turco-allemand était un pis-aller devant un désordre et une anarchie comme on n'en vit jamais. Tous savent bien que l'avenir du Caucase est uniquement subordonné à la victoire occidentale et que ce pays est dans une période de pure attente.

Donc la propagande française faite par notre Mission sanitaire n'est pas perdue. Nous avons davantage fait connaître la France et les Français; nous avons conquis des sympathies réelles qu'on retrouvera agissantes et effectives quand elles ne seront plus jugulées; nous avons, nous pouvons le dire sans rhétorique vaine, semé de l'esprit et du cœur français dans une population accueillante à ceux qui portaient le grand nom de la France, et, certainement, depuis que nous sommes passés au Caucase on peut dire que s'y est épanouie et qu'y demeure l'âme française.

Par l'Hôpital Chirurgical Français, le drapeau de la France a flotté près d'un an au Caucase; une population de plus de 300.000 âmes l'a connu et vu sur la ville de Tiflis où régnait le drapeau rouge : le nôtre, celui de combat et de gloire, a rappelé dans ce milieu asiatique l'organisation, la méthode occidentales et la force de rayonnement, d'ordre et de dévouement de la France.

L'Hôpital Français a été la sauvegarde, la ressource, la providence et, on peut le dire, le refuge et le centre d'attraction de tout ce qu'il y avait de français et d'alliés à Tiflis. Si c'était à refaire, il faudrait recommencer avec l'enseignement et l'expérience acquis.

La randonnée considérable que nous avons accomplie pour nous rendre à notre poste et pour en revenir, sains et saufs, et au complet, échappant juste à temps aux Turco-Allemands, en traversant le Caucase, et en circulant à travers toutes les difficultés dressées par les bolchewicks en retraversant la Russie, a été pour nous l'occasion d'un splendide et curieux voyage qui restera un grand souvenir pour le restant de nos jours.

Mais puis-je dire, en toute sincérité, y étant autorisé par mes voyages antérieurs, que malgré la beauté et la diversité des paysages traversés, quand on a, après un long temps, regagné la douce terre de France, on est obligé de s'avouer que notre Patrie possède la plus belle et la plus riche des terres natales? Après le son des cloches moscovites, il nous est doux d'entendre nos clochers de France qui résonnent de tendresse sur les sillons ouverts de sa fécondité impérissable et le chant du coq gaulois qui salue chaque matin notre soleil et notre gloire!

Me sera-t-il permis de dire que c'est une bien rude tâche, lourde de responsabilités et de dangers que celle de conduire une mission en pays aussi lointain, au sein du désordre et dans l'isolement le plus complet qui se puisse concevoir? Aucune difficulté, aucun ennui ne me furent épargnés. Ils provinrent de l'absence de tout pouvoir organisé auquel se référer, d'attributions mal définies, de quelques mesquines ambitions subordonnant l'intérêt personnel à l'intérêt général, de certaines infériorités sentimentales, d'ingérences ignorantes et présomptueuses, de jalousies inexplicables comme tant de jalousies, d'appétits se livrant libre carrière en l'absence de contrainte sévère et immédiate, de l'exorbitation d'un groupement presque libre qui échappe à la force d'un organisme où il s'encadre et peut se renouveler, de petits conflits inhérents à toute réunion d'hommes où les amours-propres se froissent et se butent, et qu'il faut résoudre.

Je l'ai dit plus haut, une Formation est un microcosme humain qui contient le meilleur et le pire. Il faut s'arranger pour en tirer le meilleur parti et pour y faire régner l'équilibre suffisant. La fermeté, la lucidité, la force d'animation du chef sont essentielles, pour maintenir une cohésion entre des éléments bien disparates parfois, et pour lui faire produire une action effective dans le sens désiré. Mais malgré tout, une Formation ne peut être entièrement ce que la veut un chef; elle est, elle reste partiellement ce que l'a faite le hasard plus ou moins heureux du groupement et la qualité prédominante des hommes. Or, pour la guider, dans les conditions les plus défavorables qu'on puisse imaginer et auxquelles nous étions soumis, ce n'était pas la force seule, qui est brute et inintellectuelle, ce n'était pas seulement la parfaite bonté qui est trop haute pour que sa conception soit accessible au plus grand nombre, ce n'était pas non plus la lumière des idées à la faveur desquelles un plan s'exécute et pour laquelle quelques-uns sont atteints de cécité quoi qu'on fasse, ce n'était pas enfin la flamme sacrée qui ne peut se communiquer à certains dont l'âme et le cœur sont drapés dans des voiles ignifuges, non! ce n'était pas tout cela qu'il fallait! Ou plutôt c'était un peu de tout cela avec au-dessus de tout de l'habileté.

Plusieurs fois il a fallu que je me souvienne de la parole du fort entre les forts, de la volonté parmi les volontés, de Napoléon : « il n'y a pas de force sans adresse! » Et le dirai-je aussi! — car il est bien permis à chacun d'appeler à son aide du tréfonds de son âme, dans les moments d'angoisse et de difficultés, les qualités maîtresses héritées de son terroir natal parmi ceux qui font de la France un clavier spirituel et moral si nuancé et si riche qui soutient la voix souveraine de la Patrie, — dirai-je que je me suis rappelé pour l'exaltation de mon courage et de ma patience et pour aiguiser mes facultés, que j'étais un cadet de Gascogne, afin de faire aboutir malgré les abandons d'en haut, l'absence de directives vainement espérées, l'obscurité de certaines compréhensions, malgré tous les cahots, toutes les incertitudes, toutes les impasses, tous les barrages et quelquefois, hélas! les mines souterraines des vouloirs mauvais ou aveugles, afin de faire aboutir, dis-je, l'unique chose intéressante : la réussite de la Mission dans l'intérêt supérieur de la France, sous les yeux spectateurs des étrangers parmi lesquels nous avons évolué, la réussite de la Mission qui consistait :

A faire aimer la France, faire valoir son œuvre scientifique et faire entrevoir son renouveau de puissance glorieuse affranchie pour les inépuisables avenirs;

A être utiles le plus possible à nos hôtes du Caucase, tout en leur montrant l'exemple inaltéré de l'indéfectible foi française sous la lourde pesée menaçante du malheur;

A sauvegarder le matériel à nous confié et constitué au prix sacré du labeur et des économies saintes du peuple français qui a travaillé dans la souffrance et l'attente, heureusement allégée d'espoir;

A ramener enfin, malgré les difficultés de toutes sortes dans le séjour et le voyage, malgré les troubles incessants d'une ville enfiévrée et livrée aux partis, sauvegardés de la maladie, des accidents, des périls et de la mort, *tous les nôtres* dans cette France chérie qui s'était séparée d'eux et les avait lancés à travers les océans et les terres lointaines pour accomplir comme toujours, dans les heures solennelles de son histoire, son œuvre civilisatrice universelle et faire le don total et désintéressé d'elle-même.

Si c'est là ce qu'on attendait de nous, si c'est là qu'était mon devoir, nous n'avons pas trompé l'espérance et l'ordre de notre Patrie, et j'ai accompli le devoir.

La Mission sanitaire chirurgicale française du Caucase a rendu service dans cette vaste contrée où plane le souvenir de l'originelle légende de la première clarté humaine et où nous avons jeté les semences chargées de l'amitié féconde.

La Mission sanitaire chirurgicale française a été utile aussi à la cause de la France qui envoyait par nous un peu de sa flamme immortelle, au pays des blanches cîmes, si proches du ciel, où Prométhée, ayant arraché aux Puissances Eternelles la torche incandescente de la civilisation, en illumina pour toujours les ténèbres du monde.

Dr Dartigues.

Paris, le 15 octobre 1918.

TABLE DES MATIÈRES

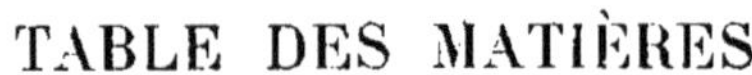

Pages

1047 — Imp. Art. " Lux ", 131, boul. St-Michel. Paris.

www.ingramcontent.com/pod-product-compliance
Ingram Content Group UK Ltd.
Pitfield, Milton Keynes, MK11 3LW, UK
UKHW020256250726
13967UKWH00004B/1715

9 782012 872950